Wechseljahre

Praktische Begleitung für diese Lebensphase

Körperliche Veränderungen
Selbsthilfemöglichkeiten
Ernährung und Bewegung
Komplementärmedizin
Hormonbehandlung
Frauen und Herz
Knochengesundheit und Osteoporose

Inhaltsverzeichnis

4 Einleitung

6 Aufbruch in eine neue Lebensphase

8 Körperliche Veränderungen

12 Sexualität

14 Verhütung

16 Frühe Wechseljahre

18 Umgang mit Anzeichen und Beschwerden

18 Stärkende Maßnahmen für den Wechsel

19 Mittel zur Unterstützung der hormonellen Veränderung

20 Weitere Mittel und Pflanzen für spezielle Beschwerden

21 Unsere Sicht auf evidenzbasierte Daten

22 Hitzewallungen

24 Blutungen in und nach den Wechseljahren

27 Veränderungen der Schleimhäute

28 Gebärmuttersenkung und Probleme mit der Blase

32 Beckenbodenübungen

33 Schlafstörungen

35 Depressive Verstimmungen und Ängste

41 Starke Beschwerden in dieser Lebensphase

42 Lebensstiländerungen: Ernährung und Bewegung

42 Ernährung (Stoffwechsel, Leberstärkung, Kalorienbedarf, Phytoöstrogene)

53 Bewegung

57 Was bietet die Komplementärmedizin?

58 Verschiedene Heilverfahren

60 Heilpflanzen in den Wechseljahre

64 Hormone

64 Die Hormonbehandlung
65 Ein kurzer Blick auf die Verschreibungspraxis
67 Wirkstoffe und Darreichungsformen
72 Hinweise zur Anwendung von Hormonen
73 Risiken der Hormonbehandlung
73 Kritische Überlegungen
75 Hinweise zum Absetzen der Hormontherapie
75 Progesteron und die anderen natürlichen Hormone
77 Frauen und Herz
82 Knochengesundheit und Osteoporose
82 Was ist Osteoporose?
82 Der Knochenstoffwechsel und Osteoporose
84 Postmenopausale Osteoporose
85 Anzeichen einer Osteoporose
85 Risikofaktoren für Osteoporose und Frakturen
86 Diagnose
88 Allgemeine Vorbeugung und therapiebegleitende Vorschläge
92 Behandlung bei verminderter Knochendichte und Osteoporose
93 Medikamente
94 Schmerztherapie
94 Abschließende kritische Bemerkungen
95 Ausblick
96 Glossar
97 Empfehlenswerte Literatur
101 Nützliche Adressen
104 Impressum

Einleitung

Die Wechseljahre sind eine Zeit körperlicher und seelischer Veränderungen, ein fließender Übergang in eine neue Lebensphase. Auch wenn die Mehrheit der Frauen sie als einen normalen Bestandteil ihres Lebens ansieht, begleiten diesen Lebensabschnitt eine Vielzahl von Fragen.
Welche Veränderungen kommen auf mich zu? Wie äußern sich Hitzewallungen und werde ich sie überhaupt kriegen? Was soll ich tun, wenn ich starke Beschwerden bekomme? Soll ich dann doch Hormone nehmen? Werde ich mit einem Schlag alt aussehen? Woran liegt es, dass Frauen die Wechseljahre so unterschiedlich erleben? Wie wird mein Körper reagieren? Wie sieht mein Leben nach der Menopause aus?
Auf diese Fragen gibt es keine allgemeingültigen Antworten. Wir wollen in dieser Broschüre unterschiedliche Möglichkeiten im Umgang mit den Wechseljahren aufzeigen, Ihnen wichtige Informationen und Hintergründe an die Hand geben und einen Blick in die Zeit danach werfen. Die Kapitel zur Auseinandersetzung mit dem Älterwerden, zu Ernährung und Bewegung, depressiven Verstimmungen, zu Herz-Kreislauferkrankungen, zur Prävention und Behandlung der Osteoporose, zur Komplementärmedizin etc. sollen dazu beitragen. Die Broschüre kann Sie begleiten und Informationen, Tipps und Wissenswertes zu gegebener Zeit liefern.
Die Themen Ernährung, Depressionen und Herz-Kreislauferkrankungen zählen zu den nationalen Gesundheitszielen, mit der Intention, das Bewusstsein zu schärfen, die Prävention zu aktivieren, Früherkennung, Behandlung und Versorgungsstrukturen zu verbessern. Ziel ist es, die Zahl der Erkrankungen zu senken und die gesundheitliche Kompetenz zu erhöhen, wozu diese Broschüre einen Beitrag leisten will.

Seit 30 Jahren sind die Wechseljahre ein Schwerpunkt in der Arbeit des Feministischen Frauen Gesundheits Zentrums e.V. Berlin. In dieser Zeit haben uns viele Frauen ihre Erfahrungen und persönlichen Sichtweisen der Wechseljahre vermittelt, was wir in diese Broschüre mit einfließen lassen. Wir haben für einen ganzheitlichen Umgang mit dieser natürlichen Phase im Leben von Frauen gestritten – gegen jede Form der Zuschreibung und Medikalisierung, ob durch die Hormontherapie, die Anti-Aging-Medizin etc.

Die Verordnungen der Hormontherapie sind seit 1999, der Hochzeit der Hormonverschreibung in Deutschland, um 61 Prozent zurückgegangen. Damit werden die neuen Therapieempfehlungen in zunehmendem Maße umgesetzt. Allerdings wurden immer noch 1,4 Millionen Frauen im Jahr 2007 die Wechseljahreshormone verordnet. Dies spricht für eine immer noch zu hohe, nicht den Leitlinien gemäße Anwendung. Nach wie vor geistern in den Köpfen die nicht durch Studien belegten angeblichen Vorzüge der Hormone und sind möglicherweise ein Grund für die in den letzten Jahren stagnierenden Verschreibungszahlen.

Wir haben die Broschüre dem aktuellen Stand der deutsch- und englischsprachigen Fachliteratur angepasst und neue Erkenntnisse sowie Forschungsergebnisse eingearbeitet. Neben einer Bewertung der Hormontherapie geben wir Ihnen einen Überblick über unterstützende Mittel der Selbsthilfe, alternative Behandlungsweisen und Anregungen zu einer die Gesundheit stärkenden Lebensweise.

Wir wünschen Ihnen viel Energie und Lebensfreude und dass diese Broschüre Sie dabei unterstützt, den für Sie richtigen Weg zu gehen. Wir danken den Autorinnen wie auch Martina Schröder, Dr. Claudia Schumann und Gisela Sticker herzlich für ihre Beratung und Unterstützung.

Cornelia Burgert
Christina Sachse

Berlin, im Juni 2009

Auseinandersetzung mit dem Älterwerden

Es wird Zeit für ein positiveres Bild vom Älterwerden. Das Altern wird heute schon lange nicht mehr mit Weisheit und Erfahrung in Zusammenhang gebracht. In Vordergrund gerückt sind vielmehr Leistungsaspekte und oberflächliche Betrachtungsweisen des Äußeren. Haben sich bisher nur ältere Menschen dem Druck ausgesetzt gefühlt, attraktiv und dynamisch bleiben zu müssen, so hat sich der Schönheits- und Fitnesskult inzwischen bis hin zu den Jugendlichen ausgeweitet. Plastische Chirurgie und Spritzen werden inzwischen allen Altersstufen angeboten.
Der Markt regelt die Nachfrage und umgekehrt. Und die Optik soll alles sein. Von dieser zunehmenden Instrumentalisierung des Körpers profitieren Kosmetikfirmen und „Schönheits"-Chirurgie, die Anti-Aging-Medizin, die Pharmaindustrie, insbesondere die Hersteller der Wechseljahreshormone, und ein weit gefächerter Gesundheitsmarkt, mit dem Versprechen, den Alterungsprozess aufzuhalten. Obwohl Frauen und Männer von diesen Veränderungen betroffen sind, werden Frauen noch immer stärker nach ihrem Äußeren bewertet. Falten, die Männer interessanter machen, machen Frauen angeblich älter.

Doch das ist nur die eine Seite. Viele genießen jetzt bewusst die Ausstrahlung, die sie als reife Frau besitzen. Sie erleben es als Befreiung, sich nicht mehr an den gängigen Schönheitsidealen messen lassen zu müssen. Sie sind unabhängiger von Männerurteilen und -blicken und gewinnen an eigener Wertschätzung und Selbstbewusstsein. Diese Qualität wirkt auch nach außen. In den Medien spiegelt sich das z.B. in der Beliebtheit der älteren Fernsehkommissarinnen wider.

Frauen werden mit dem Aufhören ihrer Menstruation und den damit verbundenen körperlichen Veränderungen unmittelbarer als Männer mit dem Prozess des Älterwerdens konfrontiert. Dies stellt in dem beschriebenen gesellschaftlichen Kontext heute eine besondere Herausforderung dar. Doch Frauen in den Wechseljahren haben in der Regel ein positives Selbstbild, das Negative wird häufig eher von den Jüngeren projiziert.
Die Wechseljahre zeigen, dass es im

Leben keinen Stillstand gibt, dass es einem steten Wandel unterliegt, bei dem Frauen einen großen Teil ihres Lebens und ihrer Entwicklungsmöglichkeiten noch vor sich haben. Viele Frauen haben sich eine hohe Kompetenz und Akzeptanz im Umgang mit ihrem Körper erworben und sehen die Wechseljahre in einem positiven Licht. Sie sind heute informierter und haben ein größeres Gesundheitsbewusstsein. Doch ambivalente Gefühle, die die Wechseljahre und das Älterwerden mit sich bringen, bleiben nicht aus. Die meisten wollen letztendlich so bleiben, wie sie sind: jung, tatkräftig, zupackend und körperlich fit. Die Wechseljahre weisen Frauen deutlich darauf hin, dass sie jetzt die Lebensmitte erreicht haben und sie endgültig nicht mehr „jung" sind. Dies lässt sich nicht verhindern, wohl aber verbessern, indem die Veränderungen angenommen werden.

Die Sichtweise auf die Wechseljahre als unerwünschtes Lebensereignis verleitet dazu, dieses mit Medikamenten wegdrücken zu wollen, und macht gesunde Frauen zu Patientinnen.

Natürliche Veränderungen erscheinen nicht als gesund und normal bzw. bestimmte Beschwerden werden den Wechseljahren zugeschrieben, die nichts mit ihnen zu tun haben. Mehr als zwanzig Jahre Medikalisierung dieser Lebensphase haben zu einer gewissen Verunsicherung geführt, inwieweit in den Wechseljahren Präparate eingenommen werden sollten, und wenn es nur Nahrungsergänzungsmittel sind. Unabhängig davon gibt es inzwischen immer mehr Frauen, die neugierig auf ihre Wechseljahre sind und sie „natürlich" erleben wollen.

Neue Chancen und Wege

Das Erleben der Wechseljahre hängt auch von den persönlichen Lebensumständen ab. Manche Frauen befinden sich zu diesem Zeitpunkt in einer Trennung oder ihre Eltern werden pflegebedürftig bzw. sterben. Für viele Frauen spielen die Anforderungen von Familie und Beruf eine wichtige Rolle. Sie stoßen zum ersten Mal an die Grenzen ihrer Leistungsfähigkeit und merken, dass sie nicht immer nur „funktionieren" können. Etwaige Wechseljahresbeschwerden könnten Signale des Körpers sein, sich mehr um die eigenen Bedürfnisse und Interessen zu kümmern, anstatt sich vorrangig um das Wohl anderer zu sorgen. Für die eine oder andere mag es im Moment nicht vorstellbar sein, doch in diesen Veränderungen können auch Möglichkeiten liegen, die sich auf ihre weitere Lebensgestaltung positiv auswirken. Die Kräfte werden weniger, umso wichtiger wird es, Schwerpunkte im Leben zu setzen und sich auf diese zu konzentrieren. Eine neue Phase bietet immer die Möglichkeit, zu reifen, sich weiterzuentwickeln. Wenn Frauen zu ihrer Kraft und inneren Stärke finden, dann sind sie nicht mehr aufzuhalten, dann beginnt eine Phase des Älterwerdens mit neuen Qualitäten.

Körperliche Veränderungen

Die Wechseljahre sind – wie der Name schon sagt – eine Übergangszeit: Die Lebensphase, die durch den Menstruationszyklus geprägt ist, geht allmählich zu Ende. In diese Zeit fällt das Ereignis der allerletzten Monatsblutung, der Menopause, was bei den meisten Frauen zwischen dem 45. und dem 55. Lebensjahr stattfindet. Die Zeit der spürbaren hormonellen Umstellung dauert in der Regel zwei bis sieben Jahre. Wenn ein Jahr keine weitere Monatsblutung erfolgt ist, wird davon ausgegangen, dass sich eine Frau in der Postmenopause befindet. Es wird angenommen, dass die Wechseljahre u. a. durch den zur Neige gehenden Vorrat an Eibläschen (Follikeln) ausgelöst werden. Die bei der Geburt vorhandenen ca. zwei Millionen Eibläschen haben sich bis zur Geschlechtsreife auf 300.000 zurückgebildet. In den Wechseljahren befinden sich nur noch 5.000 bis 10.000 Eibläschen in den Eierstöcken. Außerdem könnte die nachlassende Vitalität und Regenerationskraft des Körpers eine Rolle spielen. Das Absinken des Hormonspiegels ist keine abrupt einsetzende Entwicklung, sondern ein sehr langsamer Prozess, währenddessen die Hormonproduktion nach und nach weniger wird, der Zyklus sich verändern kann und die Möglichkeit, schwanger zu werden, abnimmt.

Was geschieht bei der hormonellen Veränderung?

Zur Erinnerung: Während eines Menstruationszyklus reifen unter dem Einfluss des Botenstoffes FSH (**F**ollikel**s**timulierendes **H**ormon), der von der Hirnanhangdrüse ausgeschüttet wird, gleichzeitig mehrere Eibläschen (Follikel) heran. Sie bilden dabei Östrogene, die in das Blut abgegeben werden. Ein

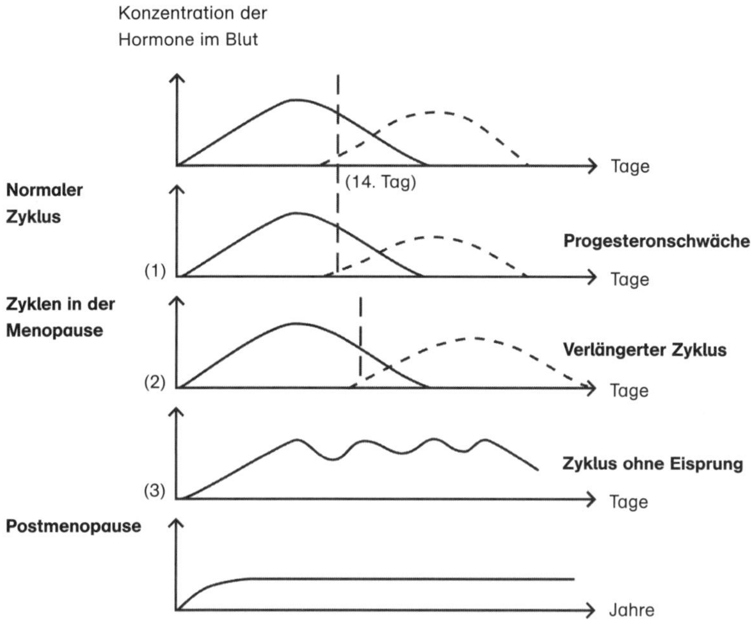

Follikel wird dominant und unterdrückt das weitere Wachstum der anderen. Wenn eine bestimmte Östrogenkonzentration erreicht ist, wird vermehrt ein weiterer Botenstoff, das LH (**L**uteinisierendes **H**ormon), ausgeschüttet, welches im dominanten Follikel den Eisprung auslöst. Das Ei wandert in den Eileiter, die zurückbleibende Eihülle wird zum Gelbkörper. Dieser produziert weiterhin Östrogene und zusätzlich das Gelbkörperhormon Progesteron, welches die zweite Zyklushälfte bestimmt. Ist der Gelbkörper nach ca. 14 Tagen am Ende des Zyklus verbraucht, sinken der Östrogen- und der Progesteronspiegel auf ein Minimum ab. Die Menstruationsblutung setzt ein. Die FSH-Ausschüttung steigt sofort wieder an – ein neuer Zyklus beginnt.

Dieser sich selbst regulierende Prozess, bei dem die Ausschüttung eines Hormons von dem Zusammenspiel mit anderen Hormonen und von seelischen Einflüssen abhängt, wird von einem Teil unseres Stammhirns, dem Hypothalamus, gesteuert.

In den Jahren vor der allerletzten Menstruation reagiert der Eierstock offensichtlich nicht mehr so sensibel auf den Botenstoff. Dies hat zur Folge, dass die Hirnanhangdrüse immer mehr FSH ausschüttet, um damit doch noch ein paar Eibläschen aus der Reserve zu locken. Die FSH-Menge im

Blut kann dabei auf das Zwanzigfache des früheren Niveaus ansteigen. Kommt es unter einer solchen Stimulation wieder zu einem Eisprung, kann sich der Spiegel der Hormone und Botenstoffe zeitweise auf das alte Niveau einstellen, danach jedoch wieder erneuten Schwankungen unterliegen. Es dauert eine gewisse Zeit, bis der Körper zu einem neuen Gleichgewicht mit einer dauerhaft niedrigen Östrogenkonzentration gefunden hat.

Anzeichen und Beschwerden

In dieser Übergangsphase kann es im Körper zu einem relativen Östrogenüberschuss kommen. Drei typische Situationen sind dafür verantwortlich:

1. Der Gelbkörper produziert nicht mehr so viel Progesteron. Es kommt zu einem kürzeren Zyklus als früher (Gelbkörperinsuffizienz) und oft zu längeren und stärkeren Blutungen.
2. Die Eierstöcke brauchen eine längere Zeit, um eine entsprechende Östrogenkonzentration aufzubauen, die Zyklen werden meist länger.
3. Es gibt Zyklen, in denen kein Eisprung stattfindet und kein Progesteron gebildet wird. Es kommt zu Schmierblutungen und unregelmäßigen, oft auch stärkeren Blutungen.

Der Östrogenüberschuss kann sich durch vermehrtes Brustspannen, durch stärkeres Wachstum von Myomen, Zystenbildung in den Brüsten und in den Eierstöcken, Knotenbildung in den Brüsten, verstärktes Prämenstruelles Syndrom, Verschlimmerung einer Endometriose, Migräne, stärkere Blutungen und andere Anzeichen äußern. Diese Anzeichen sind typisch für diese Lebensphase und machen sich häufig schon bemerkbar, wenn die Menstruation noch regelmäßig eintritt.

Die genauen Auslöser für Wechseljahresbeschwerden sind bisher nicht geklärt. Wahrscheinlich liegt es nicht daran, dass zu wenig Östrogen gebildet wird. Gerade vor der allerletzten Blutung herrscht eher ein Östrogenüberschuss, und viele Anzeichen für die Wechseljahre sind auf zu viel Östrogen zurückzuführen. Es wird angenommen, dass Schwankungen der Geschlechtshormone und Botenstoffe sowie auch eine veränderte Schilddrüsen- und Nebennierenhormonausschüttung den Hypothalamus und das vegetative Nervensystem aus dem Gleichgewicht bringen. Der Hypothalamus spielt nicht nur eine zentrale Rolle bei der Umstellung, sondern reguliert als oberste Instanz neben der Produktion der Geschlechtshormone noch viele andere Körperfunktionen, z.B. die Wärmeregulation, den Blutdruck, den Stoffwechsel, die Atmung,

den Schlaf-Wach-Rhythmus und die Schweißabsonderung. Dies erklärt, warum eine Reihe von Anzeichen, wie z.B. Hitzewallungen, Schweißausbrüche, Schlafstörungen oder Herzklopfen, mit der Hormonumstellung verbunden sein können.
Die Verarbeitung von Gefühlen im Gehirn beeinflusst ebenfalls die Funktion des Hypothalamus und damit das Auftreten und die Stärke von Beschwerden.

Hormondiagnostik

Häufig meinen Frauen, dass ihnen die Bestimmung ihrer Hormonwerte Aufschluss über zu erwartende Beschwerden geben könnte oder dass Beschwerden auf zu niedrige Östrogenwerte zurückzuführen seien. Dies ist nicht zutreffend. Die Bestimmung der Hormonwerte im Blut ist deshalb fast immer überflüssig, da die Intensität möglicher Beschwerden unabhängig von der Höhe der Werte ist. Frauen haben nicht nur unterschiedliche Hormonwerte, sondern reagieren auch ganz unterschiedlich auf gleiche Hormonkonzentrationen.
Frauen haben in ihrer zyklischen Zeit eine Schwankungsbreite zwischen 40 und 300 pg/ml Estradiol, gemessen im Blut; nach den Wechseljahren liegt dieser Wert bei weniger als 10–30 pg/ml. Die FSH-Werte liegen in der zyklischen Zeit bei 25 IE/l in der Mitte des Zyklus; sonst zwischen 2–8 IE/l. In der Zeit nach den Wechseljahren sind eine Konzentration des FSH von 20–100 IE/l und ein niedriger Östrogenspiegel normal, sie stellen keinen krankhaften Zustand dar.
→ Maßeinheiten im Glossar
Die Verschiebung der Hormonwerte zugunsten des FSH besagt lediglich, dass eine Frau vor oder in den Wechseljahren ist, aber nichts über deren Verlauf.

Umstellung auf ein neues Gleichgewicht

Viele Frauen haben kaum oder gar keine Probleme mit dem Wechsel.
Es gibt nur wenige Anzeichen, wie Blutungsveränderungen, Hitzewallungen und Veränderungen der Haut und Schleimhäute, die sich einzig und allein auf die Wechseljahre zurückführen lassen. Alle anderen Anzeichen oder Beschwerden sind schwer trennbar von Problemen, die mit dem allgemeinen Nachlassen der Regenerationsfähigkeit des Körpers in einem höherem Lebensalter zusammenhängen.
Wenn sich Frauen in den Wechseljahren krank fühlen, kann dies sowohl körperliche als auch seelische Ursachen haben. Oft hängt beides miteinander zusammen.
Die Folgen jahrelanger Belastungen durch Bewegungs- oder Schlafmangel,

Pilleneinnahme, Stress und Überforderung, ungesunde Ernährung und Rauchen können sich jetzt negativ bemerkbar machen. Psychische Belastungen, denen Frauen in diesem Alter oft stärker ausgesetzt sind, wirken sich direkt auf die Hormonproduktion aus, beeinträchtigen das Wohlbefinden und erschweren den Umstellungsprozess.
Normalerweise stellt sich der Organismus nach einer gewissen Zeit auf eine andere Art der Östrogenproduktion um, bei der u. a. das in der Nebennierenrinde und in den Eierstöcken gebildete Testosteron im Unterhautfettgewebe zu einem Östrogen umgebaut wird. Die auf diese Weise bereitgestellte Östrogenmenge ist normalerweise ausreichend, um auch weiterhin ihre Aufgabe im Stoffwechsel zu erfüllen. Bei der Umstellung kommt es oft zu einer Gewichtszunahme. Die sich einstellenden Rundungen gehören zu diesem natürlichen Regulationsprozess des Körpers und erleichtern den Übergang. Sie können nach einigen Jahren wieder verschwinden.
Progesteron wird nach den Wechseljahren nur noch in sehr geringen Mengen gebildet.

Sexualität

Die Sexualität *in den Wechseljahren gibt es nicht.*
Es gibt eine mit sich selbst, oder mit ihr, ihm oder ihnen.
Es gibt ein Jawort, ein Nein und ein unentschlossenes Dazwischen.
Es gibt Sexualität zum Eisprung und ohne, mit und ohne Orgasmus.
Es gibt eine mit Hand und Fuß und Mund, mit und ohne Gebärmutter.
Oder es gibt sie nicht.
Es gibt die französische und die skandinavische Art.
Es gibt Hollywood und Made in Germany.
Es gibt Tantra und Tabu, Schamlippen, die schweigen.
Freud und Freunde, und Freude für Frauen.
So ungreifbar und doch so nah.
Bewusst, verdrängt oder kein Thema.
Mit Erotik verflochten, mit Pflicht verbunden.

Mit Lust, mit Angst, mit Rechnen, mit Schmerz.
Mit Kitzeln, mit Kondom, mit Aids, mit Phantasie.

Ist es denn überhaupt möglich, Sexualität in und nach den Wechseljahren zu beschreiben?
Schwer.
Manche probieren es aber. Einige haben schon ihre Vorstellung – nämlich, dass es sie einfach nicht mehr gibt. Erlöschen Attraktivität und sexuelle Lust mit dem letzten Menstruationstropfen? Viele heterosexuelle Frauen berichten, dass ihr sexuelles Leben erst nach den Wechseljahren aufgeblüht sei. Endlich war die Verhütungslast weg! Andere wiederum sind nach etlichen Jahren Pflichtsex in der Ehe froh, wenn sie einen Grund haben – nämlich die Wechseljahre – sexuell nicht mehr aktiv sein zu müssen. Manche sind dagegen wie frisch verliebt, lernen einen neuen Mann oder die Liebe zu einer Frau kennen. Anderen Frauen macht das Fehlen der Fruchtbarkeit, das sie mit Fehlen der Sexualität gleichsetzen, Angst. Wieder andere entdecken jetzt die Selbstbefriedigung als erfüllende Sexualpraktik.
Nicht alle Frauen haben eine Beziehung. Die eine fühlt sich in ihrer Sexualität deswegen keineswegs benachteiligt, der anderen wiederum macht das Alleinsein, eventuell gekoppelt mit Einsamkeit und Sehnsucht nach Liebe, zu schaffen. Vielleicht steht in einer Lebensgemeinschaft Sex nicht mehr ganz oben auf der Prioritätenliste, dafür sind andere Inhalte wichtiger geworden.
Manchmal ist es schwierig, an irgendeine körperliche Nähe zu denken, wenn eine Frau unter Hitzewallungen und Schlaflosigkeit leidet oder ihr die trockene Vagina zu schaffen macht…

Das sexuelle Interesse, die Erregbarkeit und der Genuss von Sexualität sind trotz alledem relativ unbeeinflusst von den Wechseljahren und von dem sich verändernden Östrogenspiegel.
So ergaben Studien, dass eher jüngere Frauen Probleme mit dem sexuellen Erleben haben als Frauen über vierzig. Das Erleben von Sexualität ist sehr komplex und unterliegt vielen Einflüssen wie der Lebenserfahrung, der körperlichen Verfassung (Müdigkeit, Stress u.s.w.), Befriedigung und Wertschätzung im beruflichen und sozialen Umfeld sowie der Beziehung.

Schon vor dem 50. Lebensjahr wird bei vielen Frauen die vaginale Schleim-

haut anspruchsvoller, sensibler und braucht mehr liebevoll-zärtliche Zuwendung. Ansonsten können Schmerzen oder Reizungen beim Geschlechtsverkehr auftreten. Jetzt wird manchmal klarer offenbar, wie viel Lust oder wie viel Wunsch mit im Spiele ist. Auch die bei älteren Männern veränderte Erektionsfähigkeit beeinflusst die sexuelle Begegnung.
Sicherlich erstrebenswert ist es, wenn die Wechseljahre als eine Zeit der körperlichen Veränderungen von einer inneren Wandlung begleitet werden könnten. Dazu gehört: Mit sich in jeder Hinsicht bewusster umzugehen und annehmen zu können, dass alles etwas langsamer und anders abläuft. Manches passiert nicht mehr einfach so, sondern ist eine Frage der Entscheidung – dafür oder dagegen.

Zugreifen oder Seinlassen, wie es gerade passt.
Sexualität – ein Angebot ohne Verbot, ohne Muss, bis ins hohe Alter.

Verhütung

Die Wahrscheinlichkeit einer Schwangerschaft zwischen 45 und 55 Jahren ist sehr gering. Für die einzelne Frau besteht jedoch die Möglichkeit, schwanger zu werden, solange sie ihre Blutung bekommt bzw. bis zu dem Zeitpunkt, wo die letzte Blutung ein Jahr zurückliegt. In den Wechseljahren ist die Verhütungsfrage also immer noch aktuell.
Die gesundheitlichen Risiken durch **hormonelle Verhütungsmittel** (Pille, Pflaster, Ring, Dreimonatsspritze, Implantat, gestagenhaltige Spirale „Mirena") steigen mit dem Alter, vor allem Venen-Thrombosen und Schlaganfall. Daher ist von ihnen spätestens ab dem 40. Lebensjahr abzuraten, bei Raucherinnen ab dem 30. Zudem belasten die künstlichen Östrogene in der Pille Leber, Herz und Kreislauf. Nach einer Studie der internationalen Krebsforschungsagentur der WHO (2005) erhöht sich durch deren regelmäßige Einnahme das Risiko, an Brustkrebs, Gebärmutterhalskrebs oder Leberkrebs zu erkranken. Nichtsdestotrotz gibt es eine Tendenz, niedrigdosierte Pillen auch Frauen ab 40 Jahren aufwärts zu verordnen.
Die **Hormonbehandlung** in den Wechseljahren hat im Allgemeinen keinen

Verhütungseffekt. → Hormone
Die Wirkung der **Kupferspirale**, die in die Gebärmutter eingesetzt wird, beruht auf einer dauernden leichten Entzündung der Gebärmutterschleimhaut. Die Spirale kann zu Schmerzen und heftigen Blutungen, einem dadurch bedingten Eisenmangel oder zu Schmierblutungen führen. Dies verunsichert gerade Frauen in den Wechseljahren und führt häufig zu diagnostischen Eingriffen wie einer Ausschabung oder sogar zu einer Gebärmutterentfernung.
Die gestagenhaltige **Hormonspirale „Mirena“** wirkt über eine Reduktion der Gebärmutterschleimhaut, außerdem bildet sich ein fester Schleimpfropf im Muttermund. Sie wird in den Wechseljahren auch gegen starke Blutungen eingesetzt, was oft, aber nicht immer funktioniert. Seit Mai 2009 weist die Arzneimittelkommission der deutschen Ärzteschaft darauf hin, dass Frauen vor der Anwendung über wesentliche unerwünschte Arzneimittelwirkungen wie unklare Schmierblutungen, Uterusperforation, Depressionen, Panikattacken, Angst- und Schlafstörungen usw. aufgeklärt werden müssen.
Die **Sterilisation** ist ein operativer Eingriff mit entsprechenden Risiken, vor allem bei Frauen. Je kürzer die Spanne zu den Wechseljahren ist, umso weniger Sinn macht es, sich dieser Operation zu unterziehen. Auch besteht eine größere Wahrscheinlichkeit, dadurch früher in die Wechseljahre zu kommen. → Frühe Wechseljahre
Verhütungsmethoden, wie die **Beobachtung des Vaginalschleims, die Messung der Morgentemperatur, Zykluscomputer wie z.B. „Persona“**, haben zur Zeit des hormonellen Wechsels aufgrund der körperlichen Veränderungen mit fehlenden „typischen“ Zyklen wenig Aussagekraft.
Eine gute Möglichkeit bieten die **mechanischen Verhütungsmittel**. Sie greifen nicht in körperliche Abläufe ein und werden nur bei Bedarf angewendet.
Das **Kondom** für den Mann oder die Frau (**Femidom**) verhindert überdies sexuell übertragbare Krankheiten wie HIV u.a. Es ist ebenfalls ein guter Schutz vor der Übertragung von Humanen Papilloma Viren (= Warzenviren = HPV), die das Risiko, an Gebärmutterhalskrebs zu erkranken, erhöhen.
Das **Diaphragma** und die **Gebärmutterhalskappe** (Portiokappe), die Frauen selbst vor dem Geschlechtsverkehr in ihre Vagina einführen, sind zuverlässige und unschädliche Verhütungsmethoden. → Literatur
Eine ausführliche Beratung und Anpassung bekommen Sie in Frauengesundheitszentren oder bei Pro Familia-Beratungsstellen.

Schätzungsweise ein bis vier Prozent der Frauen erleben Wechseljahre, die vor dem 40. Lebensjahr eintreten. Diese werden als frühzeitige Wechseljahre (Klimakterium praecox) bezeichnet.
Ursachen: Durch operative Eingriffe können Frauen verfrüht in die Wechseljahre kommen. Nach einer Entfernung der Eierstöcke treten die Wechseljahre durch den Hormonentzug direkt ein. Aber auch operative Eingriffe wie eine Gebärmutterentfernung oder eine Sterilisation können als Folge das frühere Einsetzen der Wechseljahre mit sich bringen.
Weitere Ursachen können Diabetes, Magersucht und Fehlernährung, Autoimmunerkrankungen, Schilddrüsenprobleme, rheumatische Arthritis, Nebennierenerkrankungen sowie die Behandlung mit Chemotherapie oder Bestrahlung sein.
Bei manchen Frauen setzen die Blutungen nach einer (langjährigen) Einnahme der „Pille" nicht mehr oder nur sehr unregelmäßig ein. Selten reduzieren die Eierstöcke ihre Hormonproduktion verfrüht ohne Grund.
Starke Belastungen oder traumatische Ereignisse können ein vorübergehendes oder auch endgültiges Aussetzen der Menstruation verursachen.
Immer wieder berichten Migrantinnen, dass sie nach ihrer Ankunft in Deutschland entweder sofort aufhörten zu bluten oder Blutungsunregelmäßigkeiten bekamen, die letztendlich in frühe Wechseljahre mündeten.
Bei anderen Frauen sind die Gründe nicht klar erkennbar. Eine Veranlagung (frühe Wechseljahre der Mutter) oder auch der Einfluss von Umweltgiften können eine Rolle spielen.
In der Gynäkologie gibt es die Tendenz, bei jüngeren Frauen, die keine Blutung (sekundäre Amenorrhoe) haben, frühe Wechseljahre zu diagnostizieren und sie damit vor eine scheinbar endgültige Tatsache zu stellen.
Dies erscheint in unseren Augen oft vorschnell. Zuerst einmal bleibt abzuwarten, ob bei ihnen durch Belastungen und Stress die Blutung nicht einfach nur vorübergehend ausgesetzt hat. Oft kommt bei ihnen durch Veränderungen in ihrem Leben, ihrem Umfeld oder durch Selbsthilfemaßnahmen der Zyklus wieder in Schwung.
Manche Frauen erleben durch eine neue Verliebtheit oder hormonell anregende bzw. ausgleichende Bewegung wie Luna Yoga und Hormon Yoga, dass sie wieder anfangen zu bluten.

Die Tatsache, in den Wechseljahren zu sein, oder die Angst davor bedeuten für jüngere Frauen häufig einen Schock und eine plötzliche Auseinandersetzung mit dem Ende der Blutung. Besonders trifft dies Frauen, die sich noch ein Kind wünschen und nun fürchten, von dieser Möglichkeit Abschied nehmen zu müssen.
Einige Frauen fühlen sich auch erst einmal von ihrer Altersgruppe isoliert, alleine und plötzlich „alt“ geworden und wünschen sich dringend Unterstützung von anderen Frauen.

Medizinische Vorgehensweise
Da bei frühen Wechseljahren das Risiko, Osteoporose oder einen Herzinfarkt zu bekommen, als erhöht gilt, wird den Betroffenen unbedingt die Einnahme von Hormonen angeraten. Sind Sie weit vor dem 40. Lebensjahr in die Wechseljahre gekommen, so ist eine Hormoneinnahme erst einmal empfehlenswert. Sie können später entscheiden, wie lange Sie eine solche Medikation wünschen.

Alternativen und unterstützende Maßnahmen

Frauen, die früh in die Wechseljahre kommen, sollten vor allem auf eine mineralstoffreiche und fettarme → Ernährung und → Bewegung achten. Auch viele naturheilkundliche Behandlungen, u.a. Akupunktur oder Homöopathie, können hilfreich sein – sowohl in Bezug auf aktuelle Beschwerden als auch langfristige Risiken.
Unter Umständen können Ihnen die folgenden Maßnahmen helfen, den Zyklus wieder anzuregen:
• Stoffwechselanregende und hormon- bzw. phytoöstrogenhaltige Pflanzen → Heilpflanzen in den Wechseljahren
• Heiße Moorbäder und Bauchtanz sorgen für eine bessere Durchblutung des Unterleibes und wirken hormonregulierend bzw. -anregend.
• Luna Yoga und Hormon Yoga unterstützen ebenfalls den Hormonhaushalt.
• Bindegewebsmassage
• Auch Aromatherapie, Akupressur und die Farben Gelb und Orange wirken anregend auf die Drüsentätigkeit.
• Wenn Sie sich sehr belastet und angespannt fühlen, könnte ein Kuraufenthalt, der spezifisch auf Ihre Problematik abgestimmt ist und naturheilkundliche Angebote hat, eine Möglichkeit sein. → Adressen

Im Folgenden finden Sie allgemein stärkende Maßnahmen für die Zeit des Wechsels sowie Tipps und Vorschläge, mit denen Sie Ihre jeweiligen Beschwerden positiv beeinflussen können.

Stärkende Maßnahmen für den Wechsel

Der Leberwickel

Er unterstützt den Leberstoffwechsel und die Entgiftung des Körpers. Legen Sie eine mit einem feuchten Leinentuch umwickelte Wärmflasche unter den rechten Rippenbogen und ruhen Sie sich 20 Minuten aus. Der beste Zeitpunkt dafür ist zwischen 13 und 15 Uhr. → Ernährung

Bewegung

Sport und Bewegung stabilisieren den Kreislauf, stärken das Wohlbefinden und das Immunsystem. Speziell Joggen, Nordic Walking, Yoga, Schwimmen, Wandern, Radfahren, Gartenarbeit oder Tennis sind dabei zu empfehlen. → Bewegung

Trockenbürsten des Körpers, ähnlich anzuwenden wie der kalte Guss. Das Gesicht muss ausgelassen werden.

Kneippsche Wasseranwendungen

Täglich kalte Körperwaschungen oder ein kalter Guss: Führen Sie die Brause mit kaltem Wasser an der Außenseite des Beines nach oben bis zum Po und an der Innenseite nach unten bis zum Fuß. Erst das rechte Bein, dann das linke Bein. Danach verfahren Sie genauso mit den Armen. Anschließend lassen Sie das kalte Wasser über ihren Nacken laufen und duschen dann das Gesicht mit offenem Mund. Der Kältereiz auf der Mundschleimhaut und das kalte Wasser in Leisten- und Achselbeugen erreichen in besonderem Maße das Immunsystem. Bei Wasseranwendungen bewirkt die Kälte einen Reiz und eine Aktivierung des vegetativen Nervensystems, dadurch kommt es zu einer Harmonisierung. Gut zu beeinflussen sind insbesondere Schlafstörungen, Hitze, innere Unruhe und Herzrasen, Depressionen, trockene Schleimhäute, wie z.B. eine trockene Vagina und eine Reizblase. Um eine gute Wirkung zu erzielen, sollten die Anwendungen regelmäßig (täglich) morgens gleich nach dem Aufstehen erfolgen. Genauere Informationen erhalten Sie bei den Kneipp-Vereinen. → Adressen

Mittel zur Unterstützung der hormonellen Veränderung

Es gibt eine Reihe pflanzlicher Präparate und Mittel, die helfen können, die hormonelle Umstellung besser zu verkraften. Die Wirksamkeit der einzelnen Mittel wird von Frauen unterschiedlich erfahren. Die evidenzbasierte Datenlage dazu ist dürftig, es besteht ein dringender Bedarf an verstärkter Forschung, siehe dazu unsere Stellungnahme unten.

Cimicifuga racemosa – die Traubensilberkerze (Cefakliman mono®, Remifemin®, Klimadynon® u.a.).
Die Traubensilberkerze hat eine östrogenähnliche Wirkung und hilft bei trockener Vagina und vegetativen Beschwerden wie Hitzewallungen, Schweißausbrüchen etc. Eine Besserung ist nach ca. drei Wochen zu erwarten. Als Nebenwirkungen können gelegentlich Magenbeschwerden und seltener Hautausschläge auftreten. Frauen mit östrogenabhängigen Tumoren sollten Cimicifuga zur Sicherheit nicht nehmen, da nicht klar ist, ob dieses deren Wachstum stimuliert. Auch Frauen mit Lebererkrankungen sollten auf Cimicifuga verzichten, da möglicherweise die Leber bei längerer Anwendung belastet wird.
Remifemin plus® enthält neben der Cimicifuga auch Johanniskraut, welches die Wirkung der Traubensilberkerze noch verstärken soll. Es wird bevorzugt bei Schlafstörungen und depressiven Verstimmungen eingesetzt.
Phytoestrol®, Trockenextrakt aus türkischem Rhabarber und Hopfen, ist verschreibungspflichtig und wirkt ähnlich wie Cimicifuga.
Vitex agnus castus – der Mönchspfeffer (Agnucaston®, Agnolyt®) ist ein wichtiges Mittel zum Ausgleich von Zyklusstörungen, wie Gelbkörperschwäche, PMS, starke und langanhaltende Blutungen. Ähnliche Symptome zeigen sich auch zu Beginn der Wechseljahre. Außerdem wirkt er psychisch stabilisierend. Die Wirkung tritt nach drei bis sechs Monaten ein. Nach Abklingen der Beschwerden einige Wochen weiternehmen.
Phytocortal® ist ein homöopathisches Komplexpräparat und regt die Hypophyse an. Es soll speziell bei frühen Wechseljahreserscheinungen den Zyklus noch einmal aktivieren.
Klimaktoplant® enthält Cimicifuga, Lachesis etc., wirkt gegen vegetative Beschwerden (Hitzewallungen, Schwindel, Schlafstörungen) und ist stimmungsaufhellend. Es zeigt eine gute Wirkung bei Frauen, die sich antriebsarm, müde und depressiv fühlen.
Homöopathische Einzelmittel wie Lachesis, Sepia, Pulsatilla etc. können in

dieser Lebensphase eine gute Unterstützung bieten. Sie belasten den Körper kaum und sind kostengünstig. Am besten kann eine HomöpathIn das für Sie passende Mittel heraussuchen.

Menoflavon ist kein Medikament, sondern ein Nahrungsergänzungsmittel, es enthält den Extrakt von Rotkleeblüten, welcher eine östrogenähnliche Wirkung hat. Einige Frauen berichten von guten Effekten bei PMS, Brustspannen und typischen, auch hartnäckigeren Wechseljahresbeschwerden.

Phytosoya, ebenfalls ein Nahrungsergänzungsmittel, kann besonders Frauen, die Hitzewallungen auch aufgrund einer aus dem Gleichgewicht geratenen Schilddrüse bekommen, Erleichterung bringen.

Vorsicht: Nahrungsergänzungsmittel sind in ihren Wirkungen und Nebenwirkungen weniger gut erforscht als Arzneimittel.

Grundsätzlich können hohe Konzentrationen von Phytohormonen, z.B. Isoflavonen, ein Wachstum von östrogenabhängigen Tumoren begünstigen oder die Schilddrüsenfunktion beeinflussen. Achten Sie bei der Einnahme auch auf Signale Ihres Körpers.

Weitere Mittel und Pflanzen für spezielle Beschwerden

Weißdorn (Crataegutt novo®) wirkt ausgleichend, beruhigend und stärkt das Herz. → Frauen und Herz

Ginseng ist eine alte Heilpflanze der Traditionellen Chinesischen Medizin und reich an pflanzlichen Östrogenen. Er kann bei Hitzewallungen helfen und verbessert deutlich die Stimmungslage. Nicht überdosieren! Die notwendigen Inhaltstoffe finden Sie in standardisiertem Ginseng-Extrakt, wobei alkoholische Auszüge am wirksamsten sind.

Baldrian eignet sich besonders für Frauen mit Schlafstörungen, die sich ständig unter nervöser Spannung fühlen. Er wirkt als Tee ausgleichend und tonisierend (3x1 Tasse/Tag). Tabletten mit Trockenextrakt von 600 bis 1200mg führen nach zwei- bis vierwöchiger Anwendung zu einem gesunden, natürlichen Schlafrhythmus.

Unsere Sicht auf evidenzbasierte Daten in Bezug auf die Komplementärmedizin

Die auch von uns vertretene Forderung nach einer Behandlung von Frauen auf dem Stand des besten aktuellen wissenschaftlichen Nachweises (Evidenzbasierte Medizin (EBM) → Hormonbehandlung) als Konsequenz aus der jahrzehntelang praktizierten Hormontherapie bei Indikationen ohne tatsächlichen Nachweis (Herz-Kreislauf-Prophylaxe etc.) ist nicht so ohne weiteres auf die Komplementärmedizin anzuwenden.

Bei künstlichen Hormonen handelt es sich um einzelne, potente Arzneistoffe mit starker Wirkung und dementsprechenden starken Nebenwirkungen. Dagegen sind pflanzliche Präparate komplexe Wirkstoffgemische mit zumeist schwacher Wirkung und schwacher Nebenwirkung. Deshalb lassen sich ihre Effekte auf den Organismus und ihre Wirkmechanismen weit schwerer nachweisen und schwerer von Placeboeffekten trennen. Um bessere Ergebnisse zu erhalten, müssten Studien über einen langen Zeitraum mit vielen ProbandInnen, also mit hohem Aufwand und hohen Kosten, höher als bei Arzneistoffen, gemacht werden. Der Gewinn ist jedoch weitaus geringer und es gibt keinen Patentschutz. Demzufolge ist die wissenschaftliche Datenlage zur Komplementärmedizin immer noch spärlich. Dies muss nicht bedeuten, dass diese Mittel keine Wirksamkeit haben und in der Langzeitanwendung nicht sicher sind. Sie erhalten jedoch durch die fehlenden Daten eine schlechte Bewertung. Als Folge werden bestimmte Mittel, die Frauen unserer Erfahrung nach helfen, nicht mehr empfohlen. Daher sollten das zum Teil jahrhundertealte Erfahrungswissen und aktuelle Erfahrungen von Frauen in einem weit stärkeren Maße in die Beurteilung mit einbezogen werden.

Die Diskreditierung der Wirkung mancher Mittel aufgrund fehlender Daten oder indem ihnen „nur“ ein Placeboeffekt nachgesagt wird, wie z.B. beim Ginseng, nimmt Frauen die Möglichkeit, diese Therapien zu nutzen. Denn Medikamente jeglicher Art wirken am besten, wenn sowohl die BehandlerInnen als auch die PatientInnen von ihrer Wirkung überzeugt sind.

Immerhin verbesserte sich in vielen Studien, auch in der Ginseng-Studie, die Befindlichkeit bei fast allen Studienteilnehmerinnen erheblich, egal ob sie Placebo oder Pflanzenextrakte eingenommen hatten! Das Entscheidende für die Anwenderin ist, eine Befindlichkeitsverbesserung zu erreichen, und zwar mit den geringsten Neben- und potenziellen Folgewirkungen.

Hitzewallungen

Diese auch als „fliegende Hitze“ bekannte Erscheinung gilt als das typische Merkmal der Wechseljahre. Aber nicht jede Frau hat dieses Anzeichen oder fühlt sich dadurch belastet. Verschiedene Faktoren beeinflussen ihr Auftreten: Die allgemeinen Lebensumstände, mangelnde Bewegung, Belastungen und Stress, die psychische Verfassung. Auch eine Schilddrüsenüberfunktion, vielleicht durch die hormonelle Umstellung provoziert, könnte eine Ursache für hartnäckige Hitzewallungen sein. Dies sollten Sie abklären lassen.
Hitzewallungen werden beschrieben als plötzliche Hitzewelle, die Frauen ohne äußeren Anlass überfällt und eventuell eine Rötung der Haut auf Gesicht, Brust und Nacken verursacht. Es wird vermutet, dass Hitzewallungen von hormonellen Schwankungen, wie z.B. hohen Östrogenspiegeln, die abrupt auf normale Werte absinken, ausgelöst werden. Viele Frauen haben nämlich Hitzewallungen, während sie noch regelmäßig bluten. Raucherinnen sind meist stärker betroffen. Die Nerven reagieren auf die stoßweise Ausschüttung der Hormone und veranlassen die Blutgefäße an der Hautoberfläche, sich abrupt zu weiten und wieder zusammenzuziehen. Die Hitzewelle kann auch von Schwitzen und einem anschließenden Frösteln begleitet sein. Ähnliches geschieht wahrscheinlich ebenfalls bei den häufig nachts vorkommenden Schweißausbrüchen.
All diese Erscheinungen werden meist, aber nicht immer, als unangenehm empfunden, sind jedoch in keiner Weise gefährlich. Die Tatsache, dass Frauen sie häufig als peinlich erleben – als deutliches Zeichen dafür, „in den Jahren“ zu sein – und zu verstecken suchen, macht sie sicher nicht erträglicher, im Gegenteil: Psychischer und körperlicher Stress verstärken sie nachgewiesenermaßen ebenso wie der Genuss von Kaffee, schwarzem Tee, Alkohol, Zigaretten und scharfen Gewürzen.

Alternativen und unterstützende Maßnahmen

- Hitzewallungen lassen sich sicherlich am leichtesten ertragen, wenn Sie eine unverkrampfte und lockere Einstellung dazu entwickeln.
- Kleiden Sie sich nach dem Zwiebelprinzip, also mehrere Schichten übereinander, um bei Bedarf eine oder mehrere davon ablegen zu können.
- Lockere Kleidung aus Naturfasern

sollten Sie gegenüber engen oder synthetischen Kleidungsstücken bevorzugen.

• Besorgen Sie sich einen schönen Fächer zum Luft zufächeln.

• Benutzen Sie beim Schlafen anstatt einer dicken Decke zwei dünne Decken aus Wolle oder Wildseide.

• **Trinken Sie mehr als gewohnt** (mind. 1,5 bis 2 Liter täglich).

• Treiben Sie mindestens 2–3x / Woche 30 Minuten Sport, der Sie zum Schwitzen bringt → Bewegung.

• Vitamin E, in kaltgepressten Ölen wie Leinöl, Weizenkeimöl und Nüssen, oder Nachtkerzenöl mit seinen ungesättigten Fettsäuren können helfen.

• Bei starkem Schwitzen können Sie Salbei-Tropfen (Salus®) nehmen, 3x täglich 15 Tropfen bei Bedarf oder 3x täglich eine Kapsel Salvisat® oder 2 Tassen Salbeitee tagsüber und eine Kapsel Salvisat® vor dem Schlafengehen. Er wirkt schweißhemmend und beruhigt die Schilddrüse.

• Machen Sie Autogenes Training etc.

• Entspannen Sie sich während der Hitzewallungen, das mindert deren Intensität; entwickeln Sie Phantasien, die Erinnerungen an Kälte wachrufen (kalte Mondnacht, die Farbe Violett, ich sitze nackt in einem Iglu).

• Tauchen Sie Ihre Arme bis zum halben Oberarm in ein kaltes Wasserbad (2–5 Min.), lassen Sie danach die Arme an der Luft trocknen, das stabilisiert den Kreislauf.

• Die Chinesische Medizin sieht in Hitzewallungen einen Energiestau im Kopf, der durch ein warmes bis heißes Fußbad mit 2 EL Lavendelblüten, 10–15 Minuten, aufgelöst wird.

• Sauna, Wechselduschen, Trockenbürsten und Schwitzen stabilisieren die Temperaturregulation (s.o.).

• Hormon Yoga reguliert den Hormonkreislauf.

• Sehr wirksam gegen nächtliches Schwitzen ist ein kalter Fußwickel: Ziehen Sie nachts im Bett feuchte, kalte Baumwollsocken über die Füße und darüber trockene Wollstrümpfe, dies wirkt kräftigend und schlaffördernd. Sie sollten hierfür warme Füße haben. Der Wickel zieht die Hitze heraus und beruhigt das vegetative Nervensystem.

Blutungen in und nach den Wechseljahren

Für die meisten Frauen sind unregelmäßige Blutungen die ersten Anzeichen dafür, dass die Wechseljahre nahen oder bereits begonnen haben. Die Blutungen verändern sich in ihrer Stärke, Häufigkeit und Regelmäßigkeit. Viele Frauen können sich gut darauf einlassen, wenn sie wissen, dass diese Blutungen ganz natürlich, wenn auch vielleicht lästig sind.
Durch ein im Verhältnis zum Progesteron relatives Östrogenübergewicht baut sich die Gebärmutterschleimhaut stark auf, was zu verstärkten und teilweise verlängerten Blutungen führen kann. Kommt es zu keinem Eisprung, was vor und in den Wechseljahren häufig der Fall ist, fehlt das Progesteron ganz. Da dieses die Gebärmutterschleimhaut zur Umwandlung anregt und damit ein normales Abbluten ermöglicht, kann es zu mehr oder weniger starken Dauerblutungen kommen. Schwankende Östrogenspiegel können auch Schmierblutungen verursachen, die dadurch entstehen, dass die Gebärmutterschleimhaut an manchen Stellen spontan geringfügig abblutet. Eine weitere, relativ oft nicht erkannte Ursache für starke, lang anhaltende Blutungen, verbunden mit starken Schmerzen, ist die Adenomyose, eine Form der Endometriose, die in der Gebärmuttermuskelwand gefunden wird. Häufig können Blutungen auch ein Hinweis auf sehr starke Belastungen und Stress sein.
Diese ungewohnten, z.T. starken Blutungen lösen leicht Ängste aus. Doch sie sind zumeist vollkommen ungefährlich und stellen nur ein vorübergehendes (max. 6 bis 12 Monate dauerndes) Problem dar, das sich oft von selbst wieder löst: Die Blutungen verringern sich oder hören einfach auf – ohne drastische Maßnahmen.

Medizinische Vorgehensweise

Die medizinische Therapie bei einem Östrogenübergewicht besteht erst einmal in der Verschreibung von Gestagenen oder Progesteron → Natürliches Progesteron. Sie wandeln die Gebärmutterschleimhaut um und veranlassen beim Absetzen ein vollständiges Abbluten. Gestagene können bei einigen Frauen depressive Verstimmungen auslösen. Häufig wird die gestagenhaltige Spirale Mirena® → Verhütung empfohlen, deren blutungsstillender Effekt oft, jedoch nicht immer eintritt. Bei langanhaltenden und schwer beeinflussbaren Blutungen wird meistens eine Ausschabung bzw. Curettage vorgeschlagen, auch um ganz sicher eine Krebserkrankung ausschließen zu können. Dabei wird die obere Schicht

der Gebärmutterschleimhaut entfernt. Durch eine Ausschabung können die starken Blutungen oft nur kurzzeitig reduziert werden, wenn die Ursache, nämlich das Östrogenübergewicht, bestehen bleibt.
Eine weitere Ursache für starke Blutungen können auch Myome oder ein Polyp (gutartiges Gewächs der Schleimhaut) sein, die in dieser Phase häufig vorkommen.
Bei erneuten starken Blutungen wird die Hormonbehandlung oder manchmal auch eine Gebärmutterentfernung vorgeschlagen.
Ein weniger invasiver Eingriff ist die sogenannte Endometriumablation. Bei ihr wird die gesamte Schleimhaut der Gebärmutter entfernt, so dass es in der Folge zu gar keinen oder zu schwachen bis normalen Blutungen kommt. Dies wird mit Hilfe einer elektrischen Schlinge oder der Ballontherapie gemacht, bei der die Schleimhaut verödet wird.

Alternativen und unterstützende Maßnahmen

• Häufig helfen Tabletten oder Tropfen mit Mönchspfeffer (Agnolyt®, Mastodynon®), den Zyklus bei einer Gelbkörperschwäche zu normalisieren. Ein Effekt tritt nach drei bis sechs Monaten auf.
→ Mittel zur Unterstützung der hormonellen Veränderung
• Hirtentäschelkraut mindert starke Blutungen: 1 EL / Tasse, 10–15 Min. ziehen lassen, 1–4 Tassen/ Tag, bei Einsetzen der Blutung beginnen
• Frauenmanteltee: 3–5 Tage vor der Menstruation anfangen, 3 Tassen / Tag, tonisiert die Gebärmutter (reguliert zu wenig und zu viel Blut), wirkt gleichzeitig durch den Gerbstoffgehalt blutstillend. → Heilpflanzen in den Wechseljahren
• Bioflavonoide stärken die kleinen Blutgefäße: Essen Sie viel Buchweizen!
• Wichtig ist, dass Sie wegen Ihres Flüssigkeitsverlustes durch die starken Blutungen ausreichend trinken, ca. 2 Liter Flüssigkeit am Tag.
• Nehmen Sie genügend Mineralien, vor allem Eisen zu sich: Brennnessel, Löwenzahnpresssaft oder Löwenzahnblätter, alle grünen Blattgemüse, Rosinen, Ölsardinen; bei stärkerem Eisenmangel Floradix Kräuterblut oder Eisentabletten.
• Hydrotherapie: Legen Sie einen kalten Umschlag auf den Unterbauch oder die Lendenwirbelsäule.
• Verzichten Sie in dieser Zeit auf heiße Bäder, Sauna und Alkohol. Meiden Sie möglichst Massagen,

da sie den Blutfluss eher fördern.

- Vitamin A unterstützt den Körper bei starken Blutungen. Es ist enthalten in Butter, Eiern, gelbem und grünem Gemüse. Zwei durchschnittlich große Karotten z.B. liefern den Tagesbedarf.
- Akupunktur, Akupressur, Homöopathie und homöopathische Komplexpräparate wie die Quadroplexe helfen oft schnell und gut.
- Nehmen Sie, falls Sie ein Schmerzmittel brauchen, Ibuprofen und kein Aspirin, da letzteres das Blut verdünnt und Blutungen verstärkt.

Myome sind gutartige Tumore in der Gebärmutter und häufig die Ursache für starke Blutungen. Sie entstehen oft bei Frauen über 35 Jahren, bedingt u.a. durch die hormonelle Umstellung und das Östrogenübergewicht, und bilden sich in der Regel nach den Wechseljahren zurück. → Literatur

Bei Myomen sollten Sie sich gegen eine → Hormonbehandlung entscheiden, da sich ansonsten neue Myome bilden bzw. bereits vorhandene vergrößern können.

Eine Ernährungsumstellung kann sinnvoll sein → Ernährung. Eine gute Durchblutung des Unterleibs durch viel Bewegung und Sport ist wichtig, ebenso Entspannungsübungen.

Die Naturheilkunde erzielt gute Behandlungserfolge durch Homöopathie, Akupunktur, Entschlackung und Entgiftung.

Die medizinische Behandlung kann in der Entfernung der Myomknoten bestehen (Myom-Enukleation). Hierbei wird die Gebärmutter erhalten und nicht in ihren Funktionen beeinträchtigt.

Myome sind die Indikation bei ca. 50 Prozent der **Gebärmutterentfernungen.** Die Entfernung der Gebärmutter (Hysterektomie) ist eine eingreifende Operation. Durch das Fehlen der Gebärmutter verschiebt sich u.a. die Blase, was zu Harninkontinenz führen kann. Weitere Folgen können Verstopfung, verändertes sexuelles Empfinden und schnellere Erschöpfung sein. Eine Entscheidung sollte also gut überlegt sein. Die Gebärmutterentfernung ist von einer Operation, bei der auch beide Eierstöcke entfernt werden (bilaterale Salpingoophorektomie), zu unterscheiden. Durch die Entfernung der Eierstöcke treten die Wechseljahre sofort ein. → Frühe Wechseljahre

Da die Operation die Gefäßversorgung der Eierstöcke beeinträchtigt, kommen Frauen nach einer Gebärmutterentfernung durchschnittlich etwas früher in die Wechseljahre. Bis zu 30% der Frauen haben gleich nach der Operation leichte Wechseljahresbeschwerden, wie Hitzewallungen, Schlaflosigkeit u.a.

Bei langanhaltenden, schmerzhaften Blutungen wird immer wieder zu einer Entfernung der Gebärmutter geraten. Frauen machen damit unterschiedliche Erfahrungen. Einigen bringt sie keine Vorteile, da sich ihr Problem nur verlagert. Ihnen könnten stattdessen Gespräche und die Unterstützung durch eine Gruppe helfen. Andere hingegen fühlen eine deutliche Erleichterung. Auch auf der psychischen Ebene macht ihnen aufgrund der verbesserten Lebensqualität der Verlust ihrer Gebärmutter keine Probleme.

Blutungen nach den Wechseljahren sollten immer abgeklärt werden, da eine bösartige Veränderung der Gebärmutter oder der Eierstöcke vorliegen kann.

Veränderungen der Schleimhäute

Die hormonelle Veränderung während des Wechsels bzw. das Sinken des Östrogenspiegels beeinflussen die Beschaffenheit der Haut und Schleimhäute.

Vagina: Der Rückgang des Östrogens kann auch einen Einfluss auf die Beschaffenheit der Vagina, der Venuslippen und des Bindegewebes im Beckenbereich haben. Da das Östrogen die Wassereinlagerung im Gewebe fördert, werden die Wände der Vagina nach den Wechseljahren meist dünner. Auffällig werden die Veränderungen meist nur dann, wenn gleichzeitig die Vagina trockener wird. Dies kann zu Wundsein, größerer Anfälligkeit für Infektionen und zu Schwierigkeiten bei einer Penetration führen. Frauen, die sexuell aktiv sind – egal, ob sie sich selbst befriedigen oder eine erfüllende Sexualität mit anderen leben – klagen seltener über Trockenheit in der Vagina. Hormontabletten oder Pflaster gegen Beschwerden dieser Art werden nicht mehr empfohlen, sondern die lokale Anwendung mit östrogenhaltigen Salben und Ovula. Diese sollten Estriol enthalten, das im wesentlichen lokal wirkt und deshalb nicht so massiv in den Stoffwechsel eingreift wie die Tabletten. Bei der Anwendung einer Salbe mit dem stärkeren Wirkstoff Estradiol ist dagegen mit einer Wirkung auf den ganzen Körper zu rechnen.
→ Hormonbehandlung
Doch bevor Sie zu einer östrogenhaltigen Salbe greifen, sollten Sie Alternativen ausprobieren.
Bei Problemen mit der **Blase** → Gebärmuttersenkung und Probleme mit der Blase

Alternativen und unterstützende Maßnahmen

Alles, was die Durchblutung des Unterleibs fördert, ist gut gegen die Anfälligkeit und Trockenheit von- **Vagina** und **Blase**. Empfehlenswert sind → Beckenbodenübungen, Yoga, Hormon Yoga, Luna-Yoga, Bauchtanz, Tai Chi, Sexualität usw.

- **Trinken Sie mehr als gewohnt.**
- Moorsitzbäder

Zur lokalen Anwendung empfiehlt sich gegen Trockenheit der Vagina und bei Neigung zu Entzündungen:

- Joghurt mit rechtsdrehender Milchsäure unterstützt und befeuchtet das Vaginalmilieu, es mildert Beschwerden und schützt vor vaginalen Infektionen. Die Menge eines Teelöffels wird mit dem Finger in die Vagina eingeführt und etwas Joghurt außen verstrichen. Regelmäßig unbegrenzt anwendbar wie eine Gesichtscreme.
- Streichen Sie Öl aus Vitamin E Kapseln, Oliven-, Weizenkeim, Johanniskraut- oder Nachtkerzenöl um die Vaginalöffnung.
- Ringelblumensalbe, Rhizinus- oder Mandelöl helfen gegen Juckreiz. Sie werden zwischen die inneren Lippen und auf den Damm aufgetragen.
- Zusätzliche Feuchtigkeit in der Vagina können Sie bei Bedarf auch durch Ihren Speichel oder ein Gleitgel erhalten, das wasserlöslich ist, z.B. KY Femilind aus der Apotheke.

Bei Trockenheit der **Augen** empfiehlt sich:

- **Trinken Sie mehr als gewohnt.**
- Künstliche Tränen: Liposic®, Visine®, Bluyal®; besser sind Einmaldosen, die konservierungsstofffrei sind.

Lens fresh® (verträglich bei allen Kontaktlinsen, auf die Sie in dieser Zeit möglichst verzichten sollten), Tears again (Liposomen-Gel, auf geschlossene Augen sprühen)

- Lüften Sie regelmäßig und achten Sie auf die Raumfeuchte, stellen Sie im Winter Wasserbehälter auf die Heizkörper.
- Lutschen Sie Pfefferminzbonbons, um damit die Feuchtigkeitsproduktion in Mund und Rachen anzuregen.

Gebärmuttersenkung und Probleme mit der Blase

Blase, Gebärmutter und Vagina liegen in enger räumlicher und funktionaler Beziehung zueinander. Sie werden durch Bänder, Bindegewebe und den Beckenboden gehalten. Mit den Jahren können das Gewebe und die Muskeln schlaffer werden und zu Lageveränderungen führen. Die Organe rutschen tiefer ins Becken. Dadurch verstärkt sich der Druck auf den Beckenboden, der bereits aus anderen Gründen an Elastizität eingebüßt haben kann (Geburten, schwere körperliche Arbeit, Übergewicht usw.). Die Organe werden schlechter durchblutet und in ihrer Funktion eingeschränkt.

Bei einer **Gebärmuttersenkung** rutscht die Gebärmutter weiter nach unten in die Vagina, beim Gebärmuttervorfall kommt sie aus der Vagina heraus und wird zwischen den Lippen sichtbar.
Meistens senkt sich die Blase nach einer Gebärmuttersenkung ebenfalls. Frauen, die von einer Senkung betroffen sind, klagen über Druck- und Senkungsgefühle im Becken. Es kann zu häufigem Harndrang, unfreiwilligem Harnabgang, Blasenentleerungsstörungen, Anfälligkeit für Blasenentzündungen, Verstopfung und Hämorrhoiden kommen.

Oft wird eine Gebärmutterentfernung empfohlen, die allerdings meist mehr Probleme mit der Blase mit sich bringt als beseitigt. Eine Operation zur Wiederaufhängung der Gebärmutter und/ oder Anhebung der Blase kann sinnvoll sein, allerdings hält der Operationserfolg selten das ganze Leben lang an. Eine einfache und derzeit wiederentdeckte Möglichkeit sind mechanische Stützen der Gebärmutter oder des Blasenbodens durch Ring- oder Würfelpessare in der Vagina. Sie werden von der GynäkologIn oder UrologIn angepasst und können je nach Bedarf selbst eingesetzt und herausgenommen werden.
Die folgenden Selbsthilfemethoden dienen in erster Linie der Vorbeugung, sie können aber auch schon bestehende Senkungen oder Probleme bessern.
• Vermeiden Sie einseitige Haltungen. Versuchen Sie körperschonend zu heben und zu tragen und die Stabilität Ihrer Muskulatur durch Gymnastik oder Sport zu stärken und vor allem konsequent → Beckenbodenübungen zu betreiben.
• Bei einer Bindegewebsschwäche wirken Kieselsäure (Reformhaus) und Schachtelhalmtee (1TL / Tasse, kalt ansetzen, 1 Minute aufkochen, 10 Minuten ziehen lassen, 2–3 Tassen/Tag). Gut sind Wechselduschen und kalte (Bein)Güsse. Schüßlersche Salze: Silicea D6, 3x1 Tablette pro Tag, drei bis sechs Monate.
Bei der **Reizblase oder der Drang-Inkontinenz** kommt es zu überfallartigem, heftigem Harndrang, obwohl die Blase noch gar nicht voll ist. Er

lässt sich nur mit Mühe oder gar nicht kontrollieren. Die Ursache liegt in einer erhöhten Empfindlichkeit der Blasennerven. Sie kann auch eine Folge von häufigen Blasenentzündungen sein. Medikamente wie Herzmittel, Beruhigungsmittel, Antidepressiva und krampflösende Mittel können ebenfalls diese Überempfindlichkeit auslösen oder verstärken. Zur Beruhigung der Blase werden folgende Medikamente verschrieben: Trospiumchlorid (Spasmex®), Tolterodin (Detrusitol®) oder Oxybutynin (Dridase®). Als Nebenwirkungen können allerdings Mundtrockenheit, Sehstörungen, Verstopfung und Herzrasen auftreten.

Die Annahme, dass die Hormontherapie eine Inkontinenz bessert, hat sich nicht bestätigt – im Gegenteil: Wie sich in der WHI-Studie zeigte, wird sie dadurch verschlechtert.

Alternativen und unterstützende Maßnahmen

- Kürbiskernölkapseln (Granufink®) können den Harndrang mildern, eine deutliche Besserung tritt nach drei Wochen ein.
- Bei akutem Harndrang beugen Sie den Oberkörper zum Boden, wie wenn Sie sich die Schuhe zubinden wollten. Dies entlastet den Beckenboden und der Harndrang verschwindet.
- Trainieren Sie Ihre Blase. Häufige Entleerung verbessert die Empfindlichkeit nicht, die Blase gewöhnt sich daran und fasst nur noch geringe Mengen. Versuchen Sie, bei Harndrang den Toilettengang jedes Mal einige Minuten länger hinauszuschieben, damit sich mit der Zeit der Harndrang erst dann einstellt, wenn die Blase gut gefüllt ist.
- Eine empfindliche Blase reagiert auf jeden Kältereiz. Vermeiden Sie kalte Füße, Unterkühlung und Zugluft und halten Sie den Unterleib warm.
- Ein warmes Fußbad mit einem Esslöffel scharfem Senf wärmt und kräftigt die Blase.
- Haferstrohtee ist harntreibend und beruhigt die Blase.
- Nervosität und Anspannung können auf die nervenreiche Blase schlagen. Versuchen Sie, mit Entspannungsübungen dagegen vorzugehen.

Unfreiwilliges Harnlassen, Stress- oder Belastungs-Inkontinenz

Dieses Problem haben Frauen mit einer geschwächten Beckenbodenmuskulatur.

Auch eine Blasensenkung oder die Verdünnung der Harnröhrenschleimhaut können die Verschlusskraft der Harnröhre beeinträchtigen.
Wenn die Blase unter Druck steht, wie beim Niesen, Lachen oder Heben, hält der äußere Blasenschließmuskel nicht mehr stand, und es gehen einzelne Tropfen oder eine größere Menge Urin ab. Eine Operation, bei der die Blase wieder in die richtige Position gebracht wird, hat eine Erfolgsquote von ca. 85%. Nach 5 bis 15 Jahren kann das Gewebe jedoch erneut erschlafft sein, und die Folgeoperationen haben nur noch eine Erfolgsquote von ca. 50%. Deshalb sollte eine Operation so lange wie möglich hinausgezögert werden. Mit Hilfe von täglichen Beckenbodenübungen kann versucht werden, das Problem in den Griff zu bekommen. Auch ein Stützpessar (s.o.) kann hilfreich sein. Nach dem Eingriff wird in jedem Fall Beckenbodengymnastik empfohlen.
Bei leichter Inkontinenz können Sie sich mit speziellen Vorlagen bequem im Alltag behelfen. Diese können als Hilfsmittel von der ÄrztIn verschrieben werden.

Blaseninfektionen

Nach den Wechseljahren verändert sich die Schleimhaut der Blase, wodurch bei einigen Frauen die Anfälligkeit gegenüber Blaseninfektionen erhöht sein kann. Wenn auch eine systemische Hormontherapie (Tabletten, Pflaster) hier nicht zulässig ist, kann es sinnvoll sein, lokale Hormonsalben oder -zäpfchen gegen starke und anders nicht zu behebende Trockenheitsgefühle und eine Neigung zu chronischen Blaseninfektionen anzuwenden.
Sie bauen die Schleimhäute etwas auf und mindern dadurch Reizzustände. Die Verschlusskraft der Harnröhre wird allerdings nicht verbessert.

Alternativen und unterstützende Maßnahmen

- Trinken Sie bei den ersten Anzeichen 0,5 l Schachtelhalmtee oder Wasser, danach im Abstand von einer Viertelstunde 2 x 0,25 l. Das spült die Bakterien aus der Blase.
- Als Soforthilfeprogramm bei stärkeren Attacken können Sie zusätzlich eine Messerspitze Natron zum Neutralisieren in den Kräutertee geben, am besten Schachtelhalm, das entkrampft, und nehmen Sie – wenn nötig – eine Paracetamol-Tablette zur Schmerzlinderung.
- Tees: Haferstrohtee und Schachtelhalm sind harntreibend und reizmindernd, Schafgarbe und

Kamille wirken krampflösend und entzündungshemmend; Brennnessel und Birkenblätter mineralisieren und wirken harntreibend.
• Stärken Sie Ihre Abwehrkräfte, sorgen Sie für warme Füße und fördern Sie die Durchblutung des Unterleibs durch Wärme, Sitzbäder, Bewegung, Entspannung oder Wechselduschen.
Für alle Probleme mit der Blase gilt:
• Lassen Sie sich Zeit, wenn Sie zur Toilette gehen. Entleeren Sie die Blase vollständig, ohne zu pressen. Dies schwächt nämlich die Muskulatur.
Am Anfang kostet dies meist Überwindung, weil viele daran gewöhnt sind, mit den Muskeln nachzuhelfen. Versuchen Sie einfach loszulassen und den Urin herausfließen zu lassen, bis die Blase ganz leer ist.
• Achten Sie auf eine gute Ernährung und Verdauung. Kürbiskerne, zum Knabbern oder über Suppen und Salate gestreut, unterstützen und kräftigen die Blase. Trinken Sie etwa zwei Liter Mineralwasser oder Kräutertee pro Tag. Vermeiden Sie Verstopfung und starkes Drücken beim Stuhlgang, beides belastet den Beckenboden.

Beckenbodenübungen

Regelmäßiges Beckenbodentraining stärkt die Muskulatur, regt die Durchblutung des Unterleibs an und beugt Senkungen der Gebärmutter und der Blase vor. Der Beckenboden schließt wie ein kleines Trampolin den Bauchraum nach unten hin ab. Er besteht aus drei verschiedenen Muskelschichten, die in alle Richtungen vernetzt sind. Die unterste Schicht umschließt in der Form einer Acht die Harnröhre, die Vagina und den After. Im Alltag nehmen wir die Beckenbodenmuskeln nur unbewusst wahr. Sie können sie jedoch gut spüren, wenn Sie während des Wasserlassens versuchen, den Strahl anzuhalten. Dies bitte nur als Test, nicht als regelmäßige Übung!
Ziel der Beckenbodengymnastik ist es, das Gleichgewicht zwischen dem Bauchraum (Druck von oben) und dem Beckenboden (Kraft von unten) aufrecht zu erhalten bzw. wiederherzustellen.
Das Beckenbodentraining ist eine vorbeugende, heilende und wiederherstellende Maßnahme zugleich. Nicht die Anzahl der gymnastischen Übungen gewährleistet den Trainingserfolg, sondern die Regelmäßigkeit (ca. 15 Min. täglich) und die richtige Ausführung. Lassen Sie sich deshalb in

einem Beckenbodenbodenkurs (bei Krankenkassen, Gesundheitszentren, Krankenhäusern usw.) oder von einer erfahrenen Physiotherapeutin entsprechende Übungen zeigen.
Meist fällt es dann auch leichter, sie im Alltag alleine richtig und konsequent fortzuführen.
Mit Elektrostimulation (bei der UrologIn) können Frauen mit schwachem Beckenboden lernen, diese Muskeln zu spüren.
Lassen Sie sich nicht entmutigen.
Auch wenn Sie noch nie etwas für Ihren Beckenboden getan haben, ist es jederzeit möglich, damit anzufangen und Erfolg zu haben. Die Muskeln lassen sich bis ans Lebensende aufbauen und trainieren. Übrigens: Viele Frauen spüren eine positive Auswirkung dieser Übungen auf ihre Sexualität!
Zusätzlich ist die Stärkung des Kreislaufs und der „Venenpumpe" wichtig. Durch die wechselseitige Anspannung und Entspannung der Muskeln, welche die Venen umgeben, wird das Blut durch die Venen zurück zum Herzen transportiert. Bei schwachen, verspannten oder wenig benutzten Muskeln funktioniert diese Venenpumpe schlecht, das heißt, dass Abfallstoffe ungenügend entfernt werden und die Versorgung der Zellen mit Sauerstoff und Nährstoffen zu kurz kommt.
Es gibt eine Vielzahl von Gymnastikübungen, die die Venenpumpe in verschiedenen Körperteilen aktiviert. Generell ist aber auch jegliche Art von körperlicher Aktivität gut für die Venenpumpe. → Literatur

Schlafstörungen

Mit dem Älterwerden wird der Schlaf oberflächlicher und damit auch leichter störbar. Von Schlafstörungen im medizinischen Sinne wird erst gesprochen, wenn sich über einen längeren Zeitraum kein erholsamer Schlaf mehr einstellt und daraus resultierende körperliche und psychische Beschwerden chronisch zu werden drohen.
Schlafstörungen können mit der hormonellen Umstellung oder mit Hitzewallungen und Schweißausbrüchen, durch die der Schlaf oft unterbrochen wird, zu tun haben. Sie können aber auch ein Anzeichen dafür sein, dass Sie nicht zur Ruhe kommen können, weil Sie viel nachdenken, weil sich in Ihrem Leben gerade einiges verändert. Schlafstörungen sind belastend, denn sie beeinflussen nicht nur die Nacht, sondern auch den folgenden Tag.

Schlafmittel können in besonders schwierigen Lebensphasen die Schlaflosigkeit kurzfristig regulieren, indem sie Unruhe und innere Erregung dämpfen und so die Einschlafbereitschaft fördern, auf Dauer bieten Schlafmittel jedoch keine Lösung. Die Gefahr der Gewöhnung an Tranquilizer z.B. ist groß, die Folgen des Dauergebrauchs schließen Risiken wie Gangunsicherheit sowie Unkonzentriertheit und Schlappheit auch am Tage ein → Depressive Verstimmungen und Ängste. Auch neuere verschreibungspflichtige und verschreibungsfreie Schlafmittel sind nicht ohne Abhängigkeitspotenzial.

Am mildesten wirken pflanzliche Mittel wie Baldrian und Hopfen. Daneben ist Tryptophan in Apotheken erhältlich, das so ähnlich wie pflanzliche Schlafmittel wirkt. Es kommt auch in vielen Lebensmitteln vor und unser Körper stellt daraus die wichtigen Botenstoffe Serotonin und Melatonin her. Melatonin ist das körpereigene Schlafhormon, das unseren Tag-Nacht-Rhythmus reguliert. Es wird als Mittel gegen Schlafstörungen und viele andere Leiden gepriesen. Die Wirkungen und Nebenwirkungen dieses Hormons sind aber nicht ausreichend untersucht. Es sollte auf keinen Fall regelmäßig und nicht als „Anti-Aging-Mittel“ eingesetzt werden, da eine künstliche Erhöhung körpereigener Hormone riskant ist.

Alternativen und unterstützende Maßnahmen

- **Kneipp-Anwendungen**

Eine der am besten bewährten Strategien gegen Schlafstörungen sind Kneippsche Wasseranwendungen am Abend, z.B. ein temperaturansteigendes oder ein kurzes, kaltes Fußbad, Wassertreten, Wechselduschen oder ein Knieguss. Alle diese Wasseranwendungen können die Entspannung fördern. Der kalte Fußwickel ist ideal, auch bei → Hitzewallungen.

- **Warmes Vollbad**

Warme Vollbäder mit beruhigenden Zusätzen (Baldrian, Hopfen, Heublume, Lavendel und Melisse) entspannen und stimmen auf die Nachtruhe ein.

- **Bewegung**

Bewegen Sie sich mehr bei Tageslicht und in frischer Luft.

- **Ernährung**

Essen Sie nicht zu viel und nicht zu spät, vor allem keine schwere Mahlzeit spät abends, dasselbe gilt für Alkohol.

- **Entspannung**

Eine Stunde vor dem Schlafengehen sollten Sie entspannen, z.B. Wannenbad, Lesen, Musik hören o.ä. Düfte wirken beruhigend und können die Schlafbereitschaft fördern.

- **Entspannungstechniken**
Autogenes Training, Muskelentspannung nach Jacobson, Yoga, Tai Chi, Qi Gong sind bewährte Techniken, die gut erlernbar sind und deshalb allabendlich angewendet werden können. Auch eine Entspannungsmassage tut gut.
- **Kräutertees**
Trinken Sie beruhigende Tees aus Hopfen, Melisse, Passionsblume oder Baldrian; falls Tee Ihren Harndrang zu sehr steigert, ist es besser, diese Mittel als Tropfen einzunehmen (z.B. Sedariston® -Tropfen oder -Kapseln). Trinken Sie warme Milch mit Honig vor dem Schlafengehen.
- **Akupunktur und Akupressur**
Gegen Schlafstörungen gibt es spezielle Akupunkturpunkte, die beeinflusst werden können. Der gestörte Energiefluss kann dadurch wieder normalisiert werden.
- **Homöopathie**
Homöopathische Mittel wie z.B. Hafertropfen (Avena sativa D 6) oder Neurexan® können helfen.
- **Bachblütentherapie**
z.B. Chestnut, wenn die Schlaflosigkeit durch Angst, oder Rockwater, wenn die Schlaflosigkeit durch Sorgen bedingt ist.
- **Gestaltung des Schlafzimmers**
Lüften Sie gut durch vor dem Zubettgehen. Überprüfen Sie, ob Ihnen die Decke zu warm oder zu schwer ist, Sie auf Ihrem Kissen gut liegen und eine für Sie richtige Matratze haben.
- **Sonstige Tricks**
Wenn Sie nachts wach werden und nicht bald wieder einschlafen können, bleiben Sie nicht im Bett liegen und denken ständig an die Zeit, die voranschreitet, stehen Sie lieber auf und erledigen etwas Nützliches oder auch Lästiges, das ermüdet, oder lesen Sie etwas Leichtes, hören Sie Musik oder machen Sie Autogenes Training.

Depressive Verstimmungen und Ängste

Immer noch geistert das Gespenst der „klimakterischen Depressionen“ in Büchern und Gesprächen umher. Obwohl kein nachweisbarer Zusammenhang zwischen Östrogenabnahme und Depressionen besteht, werden Depressionen in dieser Zeit häufig auf die Wechseljahre geschoben. Dabei treten Depressionen und depressive Verstimmungen in allen Lebensphasen auf. Weltweit leidet ungefähr ein Fünftel der Bevölkerung im Laufe des Lebens zumindest einmal unter einer Depression.

Deprimiert oder depressiv?

Von Depressionen im Sinne einer Krankheit wird erst dann gesprochen, wenn sie das Leben kontinuierlich lähmend überschatten. Dieser tiefgreifende Verlust von Lebensfreude kommt in und nach den Wechseljahren nicht häufiger vor als in anderen Lebensphasen. Bei depressiven Verstimmungen leiden Frauen an Stimmungsschwankungen, Kraftlosigkeit, Bedrücktheit, schlechter Laune, Panikgefühlen oder Wutausbrüchen. In den Wechseljahren ist nicht nur der Körper, sondern manchmal das ganze Leben im Umbruch. Es ist eine Phase der Veränderungen, in der viele Frauen Bilanz ziehen und sich neu orientieren. In dieser Zeit können Gefühle „aus dem Ruder laufen".

Älterwerden

Für alle Frauen, unabhängig von ihrer Lebensweise, ist dies die Zeit, in der sie mit dem Älterwerden konfrontiert werden. Das kann mit spürbaren körperlichen Veränderungen, die nicht nur hormonell bedingt sind, zusammentreffen. Belastungen der vergangenen Jahre und Jahrzehnte machen sich zum Teil bemerkbar, werden zu manifesten Beschwerden. Die mit den Hormonschwankungen verbundenen Prozesse im emotionalen Gehirn können Signale vermitteln, die Frauen aus anderen Phasen in ähnlicher Weise kennen: Sie sind dann häufig besonders sensibel für alles, was nicht stimmt, was sie bedrückt und unzufrieden macht.

Frauen sollten nicht versuchen, dies zu ignorieren und um jeden Preis wie bisher zu funktionieren. Denn das erhöht das Risiko einer wirklich depressiven Reaktion. Es bietet sich die Chance, einiges zu verändern, das Älterwerden auf seine Vorteile und Freiheiten hin zu überprüfen und dadurch auch mit seinen Herausforderungen und Verlusten klarzukommen.

Behandlungsansätze

Für die Behandlung depressiver Erkrankungen stehen heute verschiedene Therapieoptionen zur Verfügung. Die wichtigsten sind Medikamente und Psychotherapie. Aber es gibt auch eine Vielzahl unterstützender Verfahren, auf die wir hinweisen möchten. Bevor Sie Medikamente gegen Depressionen einnehmen, sollten Sie mögliche körperliche Fehlfunktionen ausschließen. Eine Unterfunktion der Schilddrüse, Leberprobleme, Eisenmangel oder auch Vitaminmangel können eine depressive Symptomatik mit verursachen. Eine ungesunde Lebensweise, Fehlernährung und mangelnde Bewegung können ebenfalls

Ursachen für Erschöpfungszustände und depressive Verstimmungen sein.

• Johanniskraut

Seit langem ist Johanniskraut als Heilpflanze gegen leichte und mittelschwere Depressionen als Stimmungsaufheller bekannt. Johanniskraut-Extrakte (in der Konzentration von 900 mg/Tag) lindern nach neueren Studien auch ausgeprägte schwere Depressionen. Seit April 2009 sind johanniskrauthaltige Arzneimittel, die für die Behandlung von Depressionen zugelassen sind, rezeptpflichtig.
In Deutschland gibt es über 40 zugelassene Johanniskrautpräparate, die sich in ihrer Zusammensetzung und Wirksamkeit stark unterscheiden können. Auch wenn pflanzlich, Johanniskraut ist ein Medikament und muss verantwortungsbewusst eingenommen werden. Johanniskraut kann die Wirkung anderer Medikamente verringern. Deswegen sollten die genannten Wechselwirkungen im Beipackzettel beachtet werden. Johanniskraut wirkt erst nach ungefähr drei Wochen; zu beachten ist, dass es als Extrakt die Lichtempfindlichkeit der Haut erhöhen kann (besonders bei Hellhäutigen/Blonden). Manchen schlägt es auf den Magen. Bei depressiven Verstimmungen sollten Sie mindestens 300–600 mg Johanniskraut-Extrakt pro Tag zu sich nehmen. Bei Depressionen werden 900 mg und höhere Dosierungen bis 1800 mg verschrieben.

• Psychotherapie

Professionelle Hilfen und Therapie sind für depressive Menschen eine wichtige Form der Unterstützung. Es hat nichts mit persönlichem Versagen zu tun, wenn Sie professionelle Hilfe suchen, es ist vielmehr ein mutiger Schritt, Schwierigkeiten anzugehen. Bis eine Therapie Erfolge zeigt, braucht es seine Zeit. Wenn Sie sich für eine Psychotherapie entscheiden, haben Sie die Wahl zwischen verschiedenen therapeutischen Ansätzen. Im Zusammenhang mit Depressionen hat sich vor allem die Verhaltenstherapie bewährt. Welche Therapieform und welche TherapeutIn für Sie geeignet sind, müssen Sie selbst herausfinden. Unterstützung hierbei erhalten Sie vielerorts bei Psychosozialen Beratungsstellen in Ihrer Nähe. Auch Krankenkassen und Kassenärztliche Vereinigungen informieren über zugelassene PsychotherapeutInnen.

• Antidepressiva

Die zentrale Arzneimittelgruppe zur Pharmakotherapie der Depression sind Antidepressiva. In Deutschland sind etwa 30 Wirkstoffe in dieser Medikamentengruppe zugelassen. Sie be-

sitzen alle eine vergleichbare Wirksamkeit. Trizyklische Antidepressiva beeinflussen bestimmte Botenstoffe im Gehirn (z.B. Noradrenalin), die u.a. bei Depressionen im Ungleichgewicht sind. Durch die Medikation kann das Ungleichgewicht (bzw. ein relativer Mangel) der Botenstoffe ausgeglichen werden. Medikamente wie Amitriptylin® oder Desipramin® haben jedoch gravierende Nebenwirkungen, z.B. kognitive Beeinträchtigungen, Herzrhythmusstörungen, Mundtrockenheit, Appetit- und Gewichtszunahme, und sollten nur bei strenger Indikation genommen werden.
Häufig werden Citalopram® oder Fluoxamin® verschrieben. Sie gehören zu den sogenannten neuen Antidepressiva der SSRI-Gruppe. Ihnen werden weniger Nebenwirkungen zugeschrieben. Ihre Wirksamkeit beruht auf der Beeinflussung des Botenstoffes Serotonin im Gehirn. Obwohl inzwischen die Wirksamkeit von Antidepressiva als überschätzt eingestuft wird, werden sie Frauen in dieser Lebensphase oft und zu unkritisch verschrieben.

• Beruhigungsmittel

Die sogenannten Tranquilizer können bei Angstzuständen und quälender Unruhe eine zeitlich eng begrenzte (2–3 Wochen) begleitende Hilfe sein. Sie sind an sich nebenwirkungsarm, krampflösend und entspannend. Aber: Tranquilizer können Erschöpfung und Schlappheit verstärken. Zudem haben diese Psychopharmaka wie Valium®, Faustan®, Diazepam® u.v.a. ein hohes Abhängigkeitspotenzial. Dies kann bei Dauergebrauch innerhalb weniger Wochen dazu führen, dass beim Aufhören starke Entzugssymptome entstehen, die noch schlimmer sind als die ursprünglichen Beschwerden. Hierdurch entsteht das Risiko einer längerfristigen Verschreibung und Einnahme, was verbunden ist mit Konzentrationsschwäche, Gleichgültigkeit, Verlust von Lebendigkeit und Gefühlen. Ist es zum Dauergebrauch gekommen, sollten die Medikamente unbedingt ausschleichend abgesetzt werden und die Unterstützung von erfahrenen ÄrztInnen, entsprechenden Einrichtungen und Selbsthilfegruppen in Anspruch genommen werden.

• Neuroleptika

Diese Medikamente sind keine Mittel gegen Depressionen, sondern werden bei Psychosen zur Dämpfung und Beruhigung eingesetzt. Trotzdem werden Medikamente wie z.B. Imap® vor allem Frauen bei unklaren psychischen Beschwerden verschrieben.
Insbesondere Depotspritzen sollten wegen ihrer langen Wirkdauer keinesfalls zur Anwendung kommen.

• Hormone
Bis vor einigen Jahren war die umstandslose Verschreibung von Wechseljahreshormonen häufig die ärztliche Antwort auf psychische Beschwerden in dieser Lebensphase. Dies entspricht jedoch nicht der Indikation der Hormontherapie, darüber hinaus ist aufgrund ihrer gesundheitlichen Risiken davon abzuraten. → Hormone

Alternativen und unterstützende Maßnahmen

Es gibt eine Vielzahl von Möglichkeiten, die Ihnen helfen können, das Stimmungstief zu überwinden und wieder eine positivere Lebenseinstellung zu erreichen.

• Auf eigene Gefühle und Bedürfnisse achten
Menschen mit Depressionen neigen häufig dazu, sich selbst und ihre eigenen Bedürfnisse nicht ausreichend zu berücksichtigen. Die eigenen Grenzen, aber auch Stärken und Kompetenzen zu sehen und entsprechend zu handeln, ist wichtig. Es gehört zu den Hauptmerkmalen der Depression, dass die Betroffenen es sich niemals recht machen können. Ihre Erwartungen an sich selbst sind hoch, zu hoch.
Versuchen Sie, nicht zu streng mit sich zu sein, üben Sie, sich selber Schönes zu gönnen und sich zu verwöhnen. Tun Sie Dinge, die Ihnen Spaß machen. Gesang, Tanz und Musik können bei Verstimmungen, aber auch bei Depressionen stärkend, ausgleichend, beruhigend oder ermunternd wirken. Auch ein zeitweiliger Rückzug und Schutzraum können wichtig sein, um das Kräftekonto aufzufüllen.

• Über- bzw. Unterforderung nach Möglichkeit ausgleichen
Für die Gesundheit ist es unabdingbar, chronische Belastungen zu erkennen und Wege der Entlastung zu finden. Dies erfordert häufig eine intensive Auseinandersetzung mit den eigenen Verhaltensmustern und Gefühlen, die grundlegend für eine Neuorientierung sein kann.
Nicht nur Über-, sondern auch Unterforderung kann eine depressive Reaktion zur Folge haben. Ängste und negative Selbstwertgefühle entstehen möglicherweise, wenn private und berufliche Lebensstrukturen sich verändern und die damit verbundene Selbstverwirklichung und Bestätigung wegfällt.

• Bewegung und Sport
Körperliche Bewegung wirkt gegen Depressionen und Angststörungen

– ganz ohne Nebenwirkungen. Vor allem Bewegung an der frischen Luft tut Körper und Seele gut. Moderates Ausdauertraining hebt nachweislich die Stimmung, nimmt Ängste, stärkt das Selbstbewusstsein und erhöht das Vermögen, Stress besser zu bewältigen. Diese Zusammenhänge sind inzwischen durch Studien nachgewiesen und werden auch zunehmend in die Depressionsbehandlung eingebunden. → Bewegung

• **Vitaminreiche Kost und regelmäßiges Essen**
Appetitlosigkeit oder Fehlernährung im Stimmungstief verstärken die Problematik, da durch mangelhafte Versorgung mit essenziellen Nährstoffen auch die für das Wohlbefinden wichtigen körpereigenen Botenstoffe zurückgehen.

Ernähren Sie sich möglichst vollwertig und bunt. Sorgen Sie für einen ausgeglichenen Blutzuckerspiegel, indem Sie regelmäßig kleinere Mahlzeiten zu sich nehmen.

In den letzten Jahren ist immer wieder auf die antidepressive Wirkung der Omega-3-Fettsäuren hingewiesen worden. Sie sind vor allem in Kaltwasserfischen mit höherem Fettanteil zu finden sowie in Leinsamen und Leinöl. Es werden z.B. ein bis zwei Esslöffel Leinöl (Achtung: leicht verderblich!) pro Tag oder vier bis sechs Esslöffel (gemahlene) Leinsamenkörner empfohlen. Bei letzterem müssen Sie zusätzlich auf eine ausreichende Flüssigkeitszufuhr achten!

• **Entspannungsübungen wie Progressive Muskelentspannung nach Jacobson, Autogenes Training, Yoga oder Atemtherapie**
Depressive Verstimmungen und Depressionen hängen häufig auch mit fortdauernden Stressreaktionen zusammen, so dass eine permanente Alarmbereitschaft jegliche Erholung verhindert. Über eine gezielte Entspannung werden beruhigende körpereigene Botenstoffe (Endorphine, Endovalium) freigesetzt und können so zu einer psychischen Entspannung und Verminderung der Ängste beitragen. Außerdem unterbricht die Konzentration auf die körperlichen Übungen und Reaktionen wiederkehrende quälende Gedanken und Selbstvorwürfe.

• **Einbindung von Angehörigen und Selbsthilfegruppen**
Es kann für Sie neu, aber hilfreich sein, Unterstützung von anderen in Anspruch zu nehmen. Die Einbindung von Angehörigen in den Behandlungsprozess ist wichtig,

denn nur wenn die Ihnen nahe stehenden Menschen um Ihre Depression wissen und sich über die Erkrankung informieren, können sie Ihnen Unterstützung und Verständnis entgegenbringen.
Bei Stimmungsschwankungen und leichten depressiven Verstimmungen reichen häufig schon Gespräche mit Freundinnen aus und Sie fühlen sich bereits ein bisschen besser. Wenn Ihnen die Kommunikation mit Menschen in Ihrem Lebenszusammenhang schwer fällt, ist vielleicht eine Selbsthilfegruppe eine gute Möglichkeit, offen über sich zu sprechen und gemeinsam nach Verbesserungen zu suchen.

- **Mineralstoffe nach Dr. Schüßler**
Zur Selbstbehandlung und begleitend zu professioneller Psychotherapie eignen sich die verschiedensten Schüßlersalze. Lassen Sie sich in der Apotheke oder bei einer HeilpraktikerIn beraten.
- **Pflanzliche Psychopharmaka**
Als Tee, Tinktur oder Fertigpräparate können Baldrian und Hopfen (beruhigend), Lavendel, Melisse und Passionsblume (ausgleichend) sowie das Johanniskraut (stimmungsaufhellend), auf das wir bereits weiter oben hingewiesen haben, eine gute Unterstützung geben.
- **Weitere naturheilkundliche Methoden**
Homöopathie, Traditionelle Chinesische Medizin (TCM), Massagen, Kneipp-Wasseranwendungen, Fußreflexzonenbehandlung, Lichttherapie, Bachblütentherapie oder Aromatherapie können bei Stimmungsschwankungen und Erschöpfung positive Wirkungen erzielen.

Starke Beschwerden in dieser Lebensphase

Wenn Sie mit den Selbsthilfemaßnahmen keinen Erfolg haben, bleibt Ihnen die Möglichkeit, die Komplementärmedizin zu nutzen.
Starke Beschwerden müssen nicht immer auf den Wechsel zurückzuführen sein. Berücksichtigen Sie bei der Suche nach den Ursachen vielmehr, wie Ihr Gesundheitszustand und Ihre Lebenssituation insgesamt aussehen. Oft bahnen sich schon lange vor den Wechseljahren körperliche Störungen an, die nicht wahrgenommen oder weggeschoben werden: Störungen von Herz-Kreislauf, Darm und Stoffwechsel (z.B. Diabetes oder Schilddrüse) oder Bluthochdruck. Es kann sein, dass diese Störungen sich in der sensiblen Zeit der hormonellen Umstel-

lung das erste Mal deutlich bemerkbar machen und einer gezielteren, ganzheitlichen und fachkundigen Begleitung bedürfen. → Komplementärmedizin

Lebensstiländerungen: Ernährung und Bewegung

Ernährung – Sich etwas Gutes tun

Ernährung nimmt grundsätzlich einen wichtigen Platz im Zusammenspiel von Körper, Geist, und Seele ein. Körperliche Erkrankungen haben nicht selten eine lange Vorgeschichte des ernährungsbedingten Raubbaus. Zu viel, zu wenig, zu einseitig über Jahre hinweg belastet auf Dauer den fein abgestimmten menschlichen Organismus. Die Folgeerkrankungen sind also nur insofern altersbedingt, als der Körper lange Zeit ausgleichen konnte. Diese Kraft lässt jedoch mehr und mehr nach, genauso wie die Abwehrkräfte. Gesunde und ausgewogene Ernährung ist sicher kein Allheilmittel, sie wird jedoch, je älter Sie werden, immer wichtiger. Sie kann den Wechsel ganz entscheidend unterstützen und zusammen mit ausreichender, regelmäßiger Bewegung dazu verhelfen, dass Sie sich wohler und leistungsfähiger fühlen und mit Belastungen besser fertig werden.

Das Essen ist auch ein bedeutsamer Faktor im Umgang mit sich selbst: Was esse ich, wann und wie viel? Nehme ich mich wichtig und tue mir mit dem Essen etwas Gutes oder erhalte ich mich – lieblos – am Leben? Ersetze ich mir mit einem Stück Torte ein schönes Erlebnis und durch einen herzhaften Schweinebraten die Lebenswürze?
Eine gesunde Ernährung, lieblos und mit Verachtung zubereitet oder nebenbei in sich hineingestopft, wird dem Körper möglicherweise weniger gut tun als ein mit höchstem Genuss verspeistes Erdbeertörtchen. Deshalb ist es sicher nicht von Vorteil, sich zu einer gesunden Ernährung zu zwingen. Eine Umstellung braucht Zeit.
Der Geschmack und vor allem die Lust und die Selbstverständlichkeit entwickeln sich, je mehr Sie sich damit auseinandersetzen und darauf einlassen. Geduld ist auch für die spürbaren positiven Auswirkungen auf das körperliche Wohlbefinden vonnöten.
Viele Frauen sind sich über die Bedeu-

tung gesunder Ernährung im Klaren, haben aber große Schwierigkeiten, sie ihrer Familie oder ihren LebenspartnerInnen nahe zu bringen. Auch dabei hilft nur Geduld oder vielleicht die Aufforderung an den Rest der Familie, sich ihr Essen doch mal selbst zuzubereiten.

Der Stoffwechsel in der zweiten Lebenshälfte

Die Ernährung ist ein Teil unseres Stoffwechsels, dieses ständigen Wechsels von Einatmung und Ausatmung, Auf- und Abbau von Geweben, Aufnahme und Abgabe von Nährstoffen und Schlacken zum Erhalt des Fließgleichgewichts in einem lebendigen Organismus.
Die in den Körper aufgenommene Nahrung wird in andere Stoffe umgewandelt, damit diese ihre Rolle bei der Aufrechterhaltung der verschiedenen Körperfunktionen spielen können. Bei der Verdauung werden die Nahrungsmittel in ihre Grundbausteine Kohlenhydrate, Fette, Eiweiße und Vitalstoffe aufgespalten und über den Darm in den Körper aufgenommen. Dort herrscht große Betriebsamkeit. Fett wird z. B. als Energiereserve in das Gewebe eingelagert, Eiweiße zum Aufbau von Muskeln benutzt und Zucker direkt abgebaut, um körpereigene Energie zu gewinnen usw. Für eine Vielzahl von chemischen Vorgängen benötigt der Organismus die sogenannten Vitalstoffe (lebensnotwendige Stoffe). Hierzu zählen: Vitamine, ungesättigte Fettsäuren, Spurenelemente und Aromastoffe. Sie dienen bei vielen Stoffwechselvorgängen als Helfer (Katalysatoren). Vitalstoffe, Ballaststoffe und Mineralien können aber auch direkt für Organe oder Körpervorgänge von Bedeutung sein, wie z.B. das Kalzium für den Knochenaufbau oder Vitamin A für die Augen.
Wenn das Essen zu wenige dieser lebenswichtigen Stoffe enthält bzw. der Stoffwechsel träge geworden ist, können Stoffwechselzwischenprodukte übrig bleiben. Diese sind oft giftig und müssen über die Leber unschädlich gemacht werden, und über Niere, Darm, Lunge und Haut scheidet sie der Körper dann mit Hilfe von Wasser aus. Ist dieser überfordert, werden die Stoffwechselschlacken im Unterhautfettgewebe, in den Gelenken, den Gefäßen und den Schleimhäuten abgelagert. Die Folge davon können weit verbreitete sogenannte Zivilisationserkrankungen wie z.B. Gicht sein.
In einem höheren Lebensalter oder bei Stress jeglicher Art bildet der Körper häufiger Säuren bzw. Radikale, die das Gewebe schädigen können. Sie müs-

sen durch Antioxidantien, zu denen u. a. das Vitamin C, E und Selen gehören, und Mineralien unschädlich gemacht werden.

Gesunde Ernährung ganz einfach

So kompliziert die körperlichen Vorgänge auch sein mögen, so einfach sind die Regeln für eine gesunde Ernährung. Sie brauchen dazu weder Briefwaage noch Taschenrechner.
Jedes naturbelassene Nahrungsmittel enthält grundsätzlich – bis auf wenige Ausnahmen – die Stoffe, die zu seiner vollständigen Verwertung im Körper nötig sind. Je abwechslungsreicher und vielseitiger Ihre Mahlzeiten sind, desto eher ist gewährleistet, dass sie alle lebensnotwendigen Stoffe in ausgewogenem Verhältnis enthalten.
Jeder dieser Stoffe hat seinen eigenen Wirkungsbereich, aber nur zusammen und in Ergänzung mit anderen entfaltet er seine volle Wirksamkeit. Machen Sie sich nicht verrückt, indem Sie in Tabellen z.B. das Verhältnis von Kalzium zu Phosphat und Magnesium in Ihrer Nahrung erforschen. Es wäre schade, wenn Ihnen Essen mehr Stress als Freude bereitet. Wenn die Grundrichtung stimmt und Sie alles gut vertragen, können Sie nichts falsch gemacht haben. Ihre Lebensmittel sollten vollwertig, unbehandelt und wenig industriell verarbeitet sein. Je intensiver Nahrungsmittel weiterverarbeitet werden, umso mehr lebenswichtige Substanzen verlieren sie. Dies gilt auch für die Mehrzahl der Diätprodukte.
Industriell gefertigte Nahrungsmittel (Konserven, Instant-Produkte etc.) sind nicht nur erhitzt, sondern enthalten auch Konservierungs- und Farbstoffe, Bindemittel, versteckte Salze und Zucker.
Auch durch Erhitzen, Licht- oder Lufteinwirkung können wertvolle Nahrungsbestandteile verloren gehen, deshalb ist eine schonende Zubereitung, z.B. vorsichtiges Garen, wichtig. Nehmen Sie zum Braten gesättigte Fette, wie Palm- oder Kokosfett. Auch Olivenöl und Butter sind besser dafür geeignet als die Pflanzenkeimöle.
Diese sollten erst auf das fertig gekochte Gericht gegeben oder ausschließlich für Salate verwendet werden.
Ansonsten nehmen Sie mit dem „guten" Öl eine erhöhte Konzentration an Radikalen auf.
Eine Zufuhr einzelner isolierter Stoffe, wie z.B. **Vitaminpräparate** und auch **Mineralien**, ist normalerweise nicht notwendig. Es handelt sich hierbei immer um die Einnahme von Medika-

menten, die eigenen Regeln unterliegt. Im Einzelfall kann die isolierte, hoch dosierte Aufnahme sogar schädlich sein. Deshalb sind auch **Nahrungsergänzungsmittel** mit Vorsicht zu betrachten. Manchmal können sie für einen begrenzten Zeitraum sinnvoll sein, wenn im Körper ein tatsächlicher Mangel festgestellt wurde. Ansonsten besteht heute der Verdacht, dass sie eher schaden als nutzen.

Ernährung und Kalorienbedarf

Ungefähr die Hälfte aller Frauen nimmt ab dem Wechsel etwas zu (ca. 5–6 kg). Dies kann an der natürlichen Regulation des Körpers liegen, der nach den Wechseljahren Östrogene vermehrt im Unterhautfettgewebe herstellt. Es ist gut, dies zumindest für den Umstellungszeitraum hinzunehmen und einen gelassenen, entspannten Umgang mit den zusätzlichen Pfunden zu finden, die später auch wieder verschwinden können. Sie können ebenfalls überprüfen, ob Sie Ihre alten Essgewohnheiten beibehalten haben. Während eine 30-jährige Frau noch einen durchschnittlichen Kalorienbedarf von ca. 2300 kcal/Tag hat, sinkt dieser im Alter von 50 Jahren auf 1900 kcal/Tag. Dies liegt unter anderem daran, dass der Körper ab dem 35. Lebensjahr Muskeln abbaut, welche zum Teil in Fettgewebe umgewandelt werden, und Muskeln verbrauchen die meiste Energie. Diesem Muskelabbau gilt es, mit konsequentem Training (3–4x/Woche) entgegen zu wirken. Keine Diät kann so nachhaltig sein wie eine Aktivierung des Stoffwechsels über Bewegung. Hungern oder Diäten führen zu einem Jojoeffekt und stören den Stoffwechsel. Dieser stellt sich bei regelmäßigen Diäten darauf ein, mit nur wenig (fetter) Nahrung auszukommen, und im Ergebnis kann dann selbst eine normale ausgewogene Ernährung zu einer Gewichtszunahme führen. Diäten können auch die Stimmungslage, die gerade im Wechsel etwas labil sein kann, ungünstig beeinträchtigen. Wohingegen Bewegung nicht nur vor Herz-Kreislauferkrankungen, Diabetes und Osteoporose schützt, sondern gleichzeitig die Stimmung verbessert.
→ Bewegung
Es ist auch gesundheitlich gar nicht so erstrebenswert, als ältere Frau zu schlank zu sein. Der BMI (= Gewicht / durch Körpergröße zum Quadrat) liegt bei 45–54 Jahren zwischen 22–27 und bei 55–65 jährigen Frauen zwischen 23–28. Ein BMI unter 18,5 und ab 65 Jahren unter 20 wird als untergewichtig angesehen und stellt u.a. einen Risikofaktor für Osteoporose dar. Ein zu

hoher BMI kann neben den bekannten Risiken auch die Brustkrebsgefahr nach den Wechseljahren leicht erhöhen.

Die Leber stärken

Nahrungsmittel, die die Leber stärken

Ab den Wechseljahren ist es besonders wichtig, die Leber zu unterstützen. Die Leber, das zentrale Entgiftungsorgan des Körpers, wird durch den Umstellungsprozess besonders gefordert. Manche Beschwerden, wie z.B. Kopfschmerzen, Verstopfung und auch depressive Verstimmungen sowie Antriebslosigkeit, können ein Hinweis auf einen gestörten Energiefluss von Leber und Nieren sein.

Bittere Salate wie Radicchio, Endivien und Löwenzahn regen die Säfte und die Lebertätigkeit an. Mischen Sie sie in einen Salat aus den verschiedensten, vor allen Dingen kräftig schmeckenden Blattsorten wie Feldsalat und Rucola. Geizen Sie nicht mit frischen grünen Kräutern wie Petersilie, Schnittlauch, Dill und Basilikum. Sie enthalten reichlich Mineralien (Magnesium, Eisen) und Vitamine.

Viele Blüten sind essbar. Neben nützlichen Inhaltsstoffen für den Stoffwechsel und das Immunsystem erfreuen sie das Auge und das Herz. So können Blüten von der Kapuzinerkresse, Rotklee, Nacht- und Königskerze, Wegwarte und Gänseblümchen, die übrigens nicht gewaschen werden sollten, die Salate verschönern und Speichel- sowie Gallenfluss anregen.

Artischocken, Avocados, Pampelmusen, Kohl, Spargel, rote Bete und alle entwässernden Nahrungsmittel unterstützen ebenfalls die Entgiftung des Körpers und damit die Leber.

Indisches Essen enthält im Curry die Gelbwurz, eine wichtige Leberheilpflanze.

Entgiftend wirkt nicht zuletzt eine ausreichende Flüssigkeitszufuhr von 1,5–2 Litern pro Tag. Sie sollte hauptsächlich aus kalziumreichem (ca. 500 mg/l) und natriumarmem (ca. 50 mg/l) Mineralwasser, Kräutertees (→ Heilpflanzen) und ungezuckerten Säften bestehen.

Kräuter, die die Leber stärken

Neben der Ernährung gibt es eine Reihe von Kräutertees, die zur Leberstärkung eingesetzt werden können.

So geben Löwenzahnwurzel- und Kraut eine gute Durchsetzungskraft, sind von mittlerem Bitterstoffgehalt und regen den Gallenfluss an. Zartbitter ist die Schafgarbe, die gut zum Eingewöhnen genommen werden kann und außerdem einen entkrampfenden Effekt, nicht nur auf die Gallenwege, hat, genauso wie die Pfefferminze und der Fenchel. Die Zungenblüten der Ringelblume helfen gegen die „schwarze Galle“, die Melancholie. Sie sind kaum bitter, können auch gut frisch in Salaten verwendet werden. In den Reformhäusern oder in der Apotheke gibt es auch fertige Teemischungen zu kaufen.

Ein Beispiel für einen typischen Lebertee:
30g Löwenzahnwurzel- und kraut
30g Schafgarbenkraut
40g Curcumawurzel
35g Fenchel
15g Ringelblume
1–2Tl/ Tasse/ Becher, 10–15 Minuten ziehen lassen, 3–4 Tassen pro Tag, eine halbe Stunde vor den Mahlzeiten.

Sie können ihn immer mal zwischendurch anwenden oder als Kur, für zwei bis sechs Wochen.

Ungesättigte Fettsäuren, Vitamin E

Vor allem kalt gepresste Öle sind wichtig für Ihre Gesundheit, da sie viele ungesättigte Fettsäuren und Vitamin E enthalten. In Weizenkeimöl, Distelöl, Maiskeimöl, Sonnenblumenöl, Sojaöl und Nussölen befinden sie sich in hoher Konzentration. Spitzenreiter ist das Leinöl. Olivenöl und Butter nehmen eine mittlere Stellung ein, sind aber ebenfalls sehr gesund. In Butter befinden sich Vitamin A und D, und sie ist industriell hergestellter Margarine vorzuziehen. Denn viele Margarinen enthalten die ungesunden Transfette, die vor allem in Pommes frites, Hamburgern und Chips in hoher Anzahl zu finden sind.
Ungesättigte Fettsäuren und Vitamin E sollen u.a. an der Bildung der Geschlechtshormone beteiligt sein. Somit sind sie in der Wechselzeit besonders wertvoll. Zwei Esslöffel Weizenkeimöl pro Tag können den Bedarf an diesen wichtigen Inhaltsstoffen decken bzw. Wechseljahresbeschwerden lindern. Vitamin E gehört gemeinsam mit Vitamin C, Selen und den verschiedensten anderen Pflanzenstoffen (Beta-Carotinoide, Lycopin etc.) zu den Antioxidantien, die aggressive Abbauprodukte im Körper unschädlich machen (s.o.).

Fett und Cholesterin

Achten Sie darauf, dass Sie weniger gesättigte Fette, meist versteckt in Wurst, Käse, Kuchen, Fertigmahlzeiten, und mehr Pflanzenöle zu sich nehmen. Dies schützt vor einem überhöhten

Cholesterinspiegel. Dieser pendelt sich nach den Wechseljahren bei den meisten Frauen sowieso auf ein höheres Niveau ein (Gesamtcholesterin bis zu 260mg/dl Blut), was normal sein kann.
Liegt Ihr Cholesterinspiegel deutlich über 200mg/dl Blut, sollten Sie trotzdem zur Sicherheit die einzelnen Lipoproteine bestimmen lassen. → Glossar
Da Fette (Lipide) nicht wasserlöslich sind, werden sie im Blut nicht in freier Form, sondern gebunden an Eiweiße als Lipoproteine transportiert. Cholesterin wird z.B. in den **Lipoproteinen** LDL und HDL transportiert. Das HDL, nicht ganz korrekt als das „gute Cholesterin" bezeichnet, sollte **über** 45 mg/dl und das LDL **unter** 155 mg/dl Blut liegen.
Wenn das Verhältnis von LDL/HDL kleiner als drei ist, brauchen Sie sich auch bei einem erhöhten Cholesterinspiegel (bis 250mg/dl) selbst beim Vorhandensein von Risikofaktoren keine Sorgen zu machen.
Leider wird häufig zu schnell ein Lipidsenker verschrieben. Dabei sind die ersten Maßnahmen mehr Bewegung, bei Übergewicht Abnehmen und eine Cholesterin mindernde Ernährung. Diese besteht zu mehr als 55% aus Kohlehydraten, 30% aus Fetten, wobei nur ein Drittel dieser Fette gesättigt sein sollte, und zu maximal 20% aus Eiweißen. Es sollte öfter mal Fisch gegessen werden, denn fetter Fisch, wie Hering, Kabeljau und Lachs, enthält die Omega-3-Fettsäuren, die eine Cholesterin senkende Wirkung haben. Nüsse (v.a. Walnüsse) und Mandeln werden oft wegen ihres hohen Kaloriengehalts gemieden, doch ihre Fette und andere Begleitstoffe wirken sich genauso wie Oliven- und Rapsöl positiv auf den Cholesterinspiegel aus. Flohsamen senken ihn durch ihren Ballaststoffgehalt, dunkelgrüne, kräftig schmeckende Pflanzen kurbeln den Fettstoffwechsel an.

Wasser

Lebewesen bestehen zum größten Teil aus Wasser. Dieser Wassergehalt nimmt jedoch mit dem Alter stetig ab. Während Neugeborene noch zu 70–80% Wasser enthalten, vermindert sich dieses ab dem 50. Lebensjahr auf 60% bei Männern und 45% bei Frauen. Das Organ mit dem höchsten Wassergehalt ist unser Gehirn (90%), aber auch die Muskeln bestehen noch zu 79% aus Wasser, wohingegen im Fettgewebe nur 15% zu finden ist. Dies bedeutet, dass bei der Umwandlung von Muskel- in Fettgewebe dem Körper Wasser verloren geht. Gerade zur Zeit des Wechsels kommt der Wasserhaushalt zusätzlich durcheinander und eine größere Trinkmenge als gewohnt kann Ihnen wieder mehr Kraft und auch Erleichterung bei Beschwerden bringen. Der Durst wird über die Leber gesteuert und lässt im Alter deutlich nach. Eine Kost, die die Leber stärkt, kann gesundes Durstempfinden verbessern. Wasser ist nicht nur wichtig, um die Schlacken aus dem Körper zu entfernen und der Austrocknung und Übersäuerung der Gewebe entgegenzuwirken, Wassermangel macht sich auch durch Konzentrationsschwäche und Müdigkeit bemerkbar. Bei niedrigem Blutdruck lassen zwei Glas Wasser (mit Zitrone) die Energie oft stärker und nachhaltiger zurückkehren als eine Tasse Kaffee.

Phyto-Östrogene

Diese heterogene Gruppe von Inhaltsstoffen ist in über 300 Pflanzenarten enthalten (z.B. Granatapfel, Rhabarber, Himbeeren, Kohl, Senf). Die bekanntesten, die Isoflavone, finden sich in hohen Konzentrationen in Sojabohnen, Sojamehl, Misopaste und Rotklee, aber auch in allen Hülsenfrüchten, vor allem in Linsen, Kichererbsen und Bohnen. Getreide und Luzernsamen (Alfalfa) enthalten Cumestane, Sojasprossen und Leinsamen Lignane. Sie ähneln alle in ihrer Struktur dem Östrogen Östradiol und passen wie ein Dietrich ins Schloss an die Östrogenrezeptoren des menschlichen Körpers. Dabei binden sie sich vor allem an Beta-Östrogenrezeptoren, die sich in den Knochen, Blutgefäßen und im Gehirn befinden. An den Östrogenrezeptoren der Gebärmutter und Brust binden sie nur sehr schwach. Wegen dieser selektiven östrogenen und einer zum Teil auch antiöstrogenen Wirkung werden sie Phyto-SERMS (Selective Estrogen Rezeptor Modulators) genannt. Sie sind deutlich schwächer (500–1000fach) wirksam als das Östradiol. Es gibt eine positive Verbindung zwischen der Aufnahme von 30–60g Soja und Leinsamen pro Tag und der Verbesserung von Hitzewallungen, Schlafstörungen und vaginaler Trockenheit. Sie sollen auch eine den Knochenaufbau fördernde Wirkung haben.

Frauen haben unterschiedliche Erfahrungen mit Soja und Co. gemacht. Manche profitieren von Präparaten wie Phyto-Soja, Isoflavon-Drinks, bei anderen zeigen sie keine Wirkung. Ein Grund hierfür könnte sein, dass die Aktivierung der Phyto-Östrogene zum Teil von der individuellen Darmflora abhängt. Während eine Aufnahme über die normale Ernährung vollkom-

men problemlos ist, wird diskutiert, dass konzentrierte Dosen in Nahrungsergänzungsmitteln eine latente Unterfunktion der Schilddrüse verstärken und das Wachstum von östrogenabhängigen Tumoren begünstigen.
Zu beachten ist ferner, dass Sojaprodukte Allergien auslösen können und heute oft genmanipuliertes Soja angeboten wird.
Wenn Sie sich überwiegend mit Gemüse, Vollkornprodukten, Obst und Pflanzenölen ernähren, dann nehmen Sie sowieso einen hohen Anteil an unterschiedlichsten Phyto-Östrogenen im Verbund mit anderen wichtigen Inhaltsstoffen auf, was Wechseljahresbeschwerden, wie Hitzewallungen, Schweißausbrüche und Schlafstörungen, verbessern kann und gleichzeitig einen Schutz vor Überdosierung bietet.

Gemüse und frisches Obst

Neben vielen Vitaminen und Mineralien sind darin auch reichlich Ballaststoffe enthalten, die Giftstoffe binden und die Darmbewegung anregen. Ein bestimmter Anteil der Ernährung sollte, sofern Sie es vertragen, aus Rohkost bestehen. Zu einer Rohkosternährung gehört regelmäßige Bewegung, um die Darmtätigkeit zu unterstützen. Durch Rohkost oder Frischkornbrei verursachte übelriechende Gase sind allerdings schädlich. Sie können versuchen, Ihren Körper langsam an die veränderte Kost zu gewöhnen.

Getreide und Vollkornprodukte

Sie enthalten Mineralstoffe wie Kalzium, Magnesium und viel Kieselsäure, Ballaststoffe und Vitamine, vor allem das Nervenvitamin B1. Hafer ist eiweißreich, leicht bekömmlich, stärkt die Leistungsfähigkeit und vitalisiert. Hirse regt die Wärmeprozesse im Körper an und festigt durch ihren hohen Kieselsäuregehalt das Bindegewebe und die Knochen. Reis reguliert den Wasserhaushalt. Gerste fördert die Konzentrationsfähigkeit und stärkt mit reichlich Vitamin B1 und Malz die Muskeln und Nerven.

Kalzium und Milchprodukte

Milchprodukte sind wichtige Lieferanten von hochwertigem Eiweiß, Kalzium sowie den Vitaminen B2 und A. Milch sollte möglichst nicht homogenisiert sein, am besten ist Rohmilch. Joghurt mit rechtsdrehender Milchsäure (Bioghurt) ist besonders wertvoll und gut für den Darm. Wenn Sie Milch nicht vertragen, finden Sie genügend Ausweichmöglichkeiten (z.B. Sojamilch, Ziegenmilch, Gemüse). Ihren Kalziumbedarf sollten Sie ohnehin

nicht allein aus den sehr eiweiß- und fetthaltigen Milchprodukten decken. Kalzium ist ein Hauptbestandteil von Knochen und Zähnen. Der Bedarf an Kalzium ab den Wechseljahren liegt bei 1000 – 1500 mg pro Tag. Um einer Osteoporose vorzubeugen, sollten Sie darauf achten, dass Ihrem Körper wenigstens 1000 mg pro Tag zur Verfügung stehen.
Kalziumreiche Nahrungsmittel sind: Käse (u.a. Emmentaler, Edamer), Weizen, Hafer, Soja, Walnüsse, Sesam, Mandeln, Milch, Broccoli, Grünkohl, Sellerie, Mangold, Basilikum, Petersilie, Feigen, Mineralwasser und Sardinen.
Mit zwei Scheiben – ca. 50g – Emmentaler (600 mg Kalzium), 3 Scheiben Vollkornbrot (50 mg Kalzium), 1 Glas Buttermilch oder Milch (300 mg Kalzium), 2 Teelöffeln Sesam (100 mg Kalzium), 50g Sardinen (230 mg Kalzium), 200g Mangold (200 mg Kalzium) lässt sich leicht eine entsprechende Kombination für den Tag zusammenstellen.

Kräuter, die Sie großzügiger als hierzulande üblich einsetzen sollten, machen Speisen bekömmlicher, helfen Salz sparen und enthalten verhältnismäßig viele Mineralien und Vitamine. 100 g Basilikum z.B. enthalten 2500 mg Kalzium (zum Vergleich: 100 g Mandeln 250 mg, 100 g Milch 120 mg).

Leicht lässt sich Kalzium auch über Frucht- und Gemüsesäfte aufnehmen. Wenn Sie Ihren Bedarf nicht allein über die Nahrung decken können, helfen Kalzium-Tabletten, die Lücken zu füllen. Am besten sind Trinktabletten. Ihren Kalziumbedarf sollten Sie jedoch nicht langfristig über eine Tabletteneinnahme decken. → Knochengesundheit und Osteoporose

Vitamin D

Es spielt eine zentrale Rolle im Knochenstoffwechsel und befindet sich in fettem Seefisch, Eigelb, Lebertran und Champignons. Einen Teil des Bedarfs (ca. 10%) nehmen Sie mit der Nahrung auf, den größten Teil produziert der Körper selbst mit Hilfe des Sonnenlichtes. In der Regel benötigen Sie 200–400 IE pro Tag.
Im Sommer kann dieser Bedarf leicht durch einen halbstündigen, täglichen Spaziergang gedeckt werden, im Winter sollten Sie zusätzlich zweimal pro Woche Fisch essen und vielleicht auch mal in ein Solarium gehen oder Lebertrankapseln einnehmen. Menschen mit einer Osteoporose haben oft eine Störung bei der Vitamin D-Produktion und einen höheren Vitamin D-Bedarf. Ein Mangel an Vitamin D soll das Schmerzempfinden verstärken.

→ Knochengesundheit und Osteoporose

Magnesium

Magnesium wird zum Aufbau der Knochen, im Nervengewebe, bei der Muskeltätigkeit und vor allem im Energiestoffwechsel gebraucht. Außerdem ist es an fast allen enzymatischen Vorgängen im Körper beteiligt. Der Bedarf von 300 mg/Tag ist bei Stress, bei Schmerzen oder in anderen fordernden Lebenssituationen, wie Wachstum, Schwangerschaft und starkem Schwitzen, erhöht. Ein hoher Alkoholkonsum, die Pilleneinnahme, Fast-Food und Diäten können ebenfalls zu einem Magnesiummangel führen, der sich im leichtesten Fall durch Müdigkeit anzeigt.
Bei Stress werden die Zellen aufgrund der Adrenalinausschüttung durchlässiger. Magnesium wird aus den Zellen ausgeschwemmt und über die Nieren ausgeschieden. Im Gegenzug dringt Kalzium in die Zellen ein und löst an Muskelzellen eine Erregung aus. So kann Magnesiummangel zu Verspannungen, Muskelkrämpfen, verspannter Muskulatur oder sogar zu einem Herzinfarkt führen. Eine gute Magnesiumversorgung über die Ernährung ist deshalb eine wichtige Maßnahme zur Vorbeugung von Herzerkrankungen. Magnesium ist das Zentralatom des Chlorophylls und in allen grünen Salaten, Spinat, Gemüse, Obst, aber auch in Weizen, Hafer und Hülsenfrüchten zu finden.
Bei einer Tabletteneinnahme sollten Sie bedenken, dass Magnesium und Kalzium über dieselben Transportsysteme aus dem Darm aufgenommen werden. Eine unphysiologisch hohe Zufuhr des einen (z.B. 1000 mg Kalzium) kann die Aufnahme des anderen behindern. Deshalb sollten Sie entweder zeitlich getrennt (z.B. Kalzium morgens, Magnesium abends) oder idealerweise in einem ausgewogenen Verhältnis zueinander und in kleinen Portionen über den Tag verteilt genommen werden.

Der Übersäuerung entgegenwirken

Im Körper fallen durch verschiedene Stoffwechseltätigkeiten jederzeit Säuren an. Beim Abbau von Fleisch entstehen z. B. Phosporsäuren und Purine. Die Milchsäure entsteht bekanntermaßen bei der Muskeltätigkeit. Auch beim Abbau von Zucker und bei seelischem Stress werden Säuren gebildet. Diese Säuren müssen unschädlich gemacht werden.

Ein hoher Wasserkonsum gewährleistet das schnelle Ausschleusen, und Vitalstoffe binden giftige Radikale. Übersäuerung kann sich in Form von chronischer Müdigkeit, Erschöpfung, Muskelverhärtungen und Migräne zeigen. Ein übersäuerter Organismus ist gereizt, ungeduldig und reagiert sauer. Essen Sie viel Obst und Gemüse, aber weniger Süßes, Eier, Fleisch, Wurst, Fisch, Hartkäse, Kakao, Weißmehl und Fast Food, da sie stark säuern. Hülsenfrüchte, Getreide, Nüsse, Quark und Alkohol haben eine mäßig säuernde Wirkung auf den Stoffwechsel.
Finden Sie eine gute Balance. Sie müssen die säuernden Nahrungsmittel nicht meiden, sondern ausgleichen. Sie können z. B. einen Obsttag einlegen oder, wenn Sie sich stark gesäuert fühlen, eine Apfelessig-Kur machen. Letzterer ist wichtig für gesunde Blutgefäße und enthält viel Kalium. Ein Esslöffel in ein Glas Wasser, morgens auf nüchternen Magen getrunken, macht den Stoffwechsel wieder basisch.

Salz

Zu viel Salz kann hohen Blutdruck und Osteoporose begünstigen. Der von der Deutschen Gesellschaft für Ernährung empfohlene Salzverbrauch wird in der Regel bei weitem überschritten und mit höherem Lebensalter lässt das Geschmacksempfinden etwas nach, was dazu führen kann, noch stärker zu salzen. Hinzu kommt, dass sich viel Salz in Fertigprodukten wie Brot, Käse etc. befindet. Generell sollten Sie mäßig salzen. Die Verwendung von Kräutersalzen und vielen Kräutern kann Ihnen dabei helfen. Geben Sie jedoch einem ab und zu auftretenden Heißhunger nach Salzigem ruhig nach. Es könnte bedeuten, dass Ihr Körper das Salz dann auch braucht.

Bewegung

Bewegung ist gut und wichtig – für alle. Viele Frauen sehen dies ein, aber nur ein Teil verwirklicht das auch im Alltag.
Manche finden, sie seien einfach unsportlich oder sie hätten durch Haushalt und/oder Erwerbstätigkeit schon genügend Bewegung und zu viele Termine.
Nehmen Sie sich die Zeit, gezielt mehr für Ihren Körper zu tun, es lohnt sich! Regelmäßige moderate körperliche Aktivität ist gerade auch in den Wechseljahren wichtig. Sämtliche Beschwerden können gemindert oder behoben werden.
Selbst wenn Sie sich in punkto Bewe-

gung über Jahre vernachlässigt haben, sollten Sie jetzt beginnen, es ist nie zu spät.

Bewegung hält jung…

Wenn Sie regelmäßig Sport treiben, verbessern Sie Ihre Chancen auf anhaltende Gesundheit und Vitalität. Als gut trainierte Sechzigjährige werden Sie einer Vierzigjährigen, die sportlich nicht aktiv ist, in Sachen körperlicher und geistiger Frische deutlich überlegen sein.

Regelmäßige körperliche Aktivität

- stärkt Herz und Kreislauf
  - senkt das LDL und die Triglyzeride,
  - erhöht das HDL
- senkt den Bluthochdruck
- bringt den Darm auf Trab
- regt den Stoffwechsel an
- stärkt das Immunsystem
- steigert die körperliche und geistige Leistungs- und Konzentrationsfähigkeit
- stärkt das Selbstbewusstsein
- hilft gegen depressive Verstimmungen und Ängste
- erhöht das Vermögen, Stress zu bewältigen
- reduziert Hitzewallungen, Herzklopfen und Schweißausbrüche
- hält das Körpergewicht konstant
- beugt einer Osteoporose vor
- schult den Gleichgewichtssinn und fördert die Beweglichkeit
- wirkt gegen Bindegewebsschwäche und Venenerkrankungen
- hat einen antioxidativen Effekt, stärker als Vitamin E und andere Antioxidantien
- verringert das Risiko, an Krebs zu erkranken

Bewegung sollte Spaß und Freude machen, so unterstützt sie nicht nur das Körperbewusstsein, sondern gibt auch ein neues Lebensgefühl. Wichtig ist jedoch, dass Sie sich nicht überfordern. „Milde Reize entfachen die Lebensfunktion, mittlere Reize kräftigen und fördern, aber zu starke Reize schaden“, sagte schon Sebastian Kneipp.

Versuchen Sie, Ihren Körper 3–4 mal pro Woche 30 Minuten auf Trab zu bringen. Welche Art von Bewegung Sie wählen, bleibt Ihren persönlichen Neigungen und körperlichen Möglichkeiten überlassen. Durch ein regelmäßiges, einfaches, schweißtreibendes, körperliches Ausdauertraining (wie Laufen) wird die Regulation der Körpertemperatur trainiert und verbessert, wodurch gezielt Hitzewallungen und Schlafstörungen reduziert bzw. vertrieben werden können.
Vorteilhaft für Herz und Kreislauf sind Ausdauersportarten wie Schwimmen, Inline-Skating, Nordic Walking,

Skilanglauf, Joggen, Tanzen, Radfahren, Wandern und Schlittschuhlaufen. Gezielte Gymnastik, Rückenschule, Aerobic, Stretching und Yoga sind vor allem dann zu empfehlen, wenn Sie sich bei einigen Bewegungen vorsehen müssen. Diese sollten, genauso wie Isometrische Übungen, zuerst einmal unter Anleitung gemacht werden. Letztere sowie vielseitige Sportarten, wie Ballspiele, sind besonders aufbauend für den Knochenstoffwechsel. Jeder Muskelzug am Knochen wirkt als Aufbaureiz.
Der Alltag von Frauen bedingt oft, dass sie zu viel sitzen und stehen. Viele Frauen haben Durchblutungsstörungen im Unterleib und den Beinen. Ein Zeichen dafür sind kalte Füße und ein kalter Po. → Beckenbodenübungen
Das Angebot ist sicherlich sehr unterschiedlich – je nach Wohnort. Doch auch in kleineren Städten und Gemeinden gibt es Angebote von Volkshochschulen und Sportvereinen.
→ Websites
Besuchen Sie am besten eine Probestunde. Vielleicht fällt es Ihnen leichter, wenn Sie mit einer Freundin zusammen hingehen. Was Sie letztlich wählen, hängt von vielen Faktoren ab, von denen einer, wie schon gesagt, hervorzuheben ist: Es sollte Ihnen Spaß machen! Wichtig ist es, immer am Ball zu bleiben. Die positiven Effekte von moderatem körperlichem Training sind schon nach 3–4 Wochen nachweisbar, z.B. im Blutgefäßsystem. Sie bilden sich jedoch bei Bewegungsarmut im gleichen Zeitraum zurück.

Was können Sie noch tun?

Sie können in Ihrem Alltag einen gewissen Ausgleich schaffen, wenn Sie sich möglichst aktiv bewegen:

- Vermeiden Sie eine zusammengesunkene Sitzhaltung.
- Bewegen Sie beim Stillstehen und Stillsitzen die Füße und Beine und atmen Sie tief in den Bauch.
- Wenn Sie viel am Schreibtisch sitzen, machen Sie ab und zu eine kleine Pause, in der Sie sich ausgiebig räkeln oder einen kleinen Spaziergang an der frischen Luft machen.
- Verzichten Sie für kleinere Besorgungen auf das Auto, gehen Sie zu Fuß oder benutzen Sie das Fahrrad.
- Laufen Sie (Roll)Treppen, statt den Aufzug zu benutzen.

Intervalltraining

Zu empfehlen sind: Lockere Kleidung, bequeme Laufschuhe, eine Uhr, wenn möglich ein Park-, Wald- oder Feldweg. Mindestens 2 mal, besser noch 3 mal pro Woche, immer über 25 Minuten, nach folgender Tabelle üben:

1 Min. gehen – 1 Min. laufen
Gesamtdauer 25 Min.

Nach jeweils 14 Tagen verlängern sich die Laufzeiten wie folgt:
1 Min. gehen – 2 Min. laufen
Gesamtdauer 25 Min.
1 Min. gehen – 3 Min. laufen
Gesamtdauer 25 Min.
1 Min. gehen – 5 Min. laufen
Gesamtdauer 25 Min.
1 Min. gehen – 8 Min. laufen
Gesamtdauer 25 Min.
1 Min. gehen – 12 Min. laufen
Gesamtdauer 25 Min.

Nach weiteren 14 Tagen schaffen Sie es eventuell schon, 25 Minuten durchzulaufen.

Wichtig:

Laufen, ohne zu schnaufen (also langsam laufen oder zügig gehen),
Arme locker mitschwingen
Die Natur und Ruhe genießen
Zwischen den Übungseinheiten ein bis zwei Tage Pause einlegen

Eigenkontrolle: Nur so schnell laufen, dass jederzeit eine Unterhaltung mit Bekannten möglich ist. Ja, vielleicht können Sie FreundInnen dazu auffordern mitzumachen. In der Gruppe macht es noch mehr Spaß.
Pulskontrolle: 180 minus Lebensalter, z.B. bei 50jährigen 130 Pulsschläge pro Minute (nicht wesentlich überschreiten).

Aus: Kneipp-Blätter, Sonderthema Wechseljahre, Nr.4, April 1997

Patentrezepte gegen Wechseljahresbeschwerden, erst recht solche, die für alle Frauen Gültigkeit haben, gibt es leider nicht.
Wenn zwei Frauen die gleichen körperlichen Symptome haben, bedeutet das weder, dass die Ursachen die gleichen sein müssen, noch dass sie durch die gleichen Methoden Linderung erfahren. Wenn Sie unter starken körperlichen Beschwerden leiden, kann zwar eine Veränderung Ihrer Lebensgewohnheiten die Beschwerden verbessern → Bewegung, → Ernährung, doch oft wird es trotzdem notwendig sein, die Hilfe von Fachleuten (ÄrztInnen, HeilpraktikerInnen) in Anspruch zu nehmen. Gehen Sie nach Möglichkeit nicht nur zu GynäkologInnen, die ihren Blick ausschließlich auf Hormone und Unterleib richten. Versuchen Sie, eine ÄrztIn mit naturheilkundlicher Ausrichtung oder eine HeilpraktikerIn zu finden.

Wie wirkt die Komplementärmedizin?

Viele gesundheitliche Beschwerden und Krankheiten lassen sich problemlos mit der Naturheilkunde behandeln. Kompetent angewandt, ist sie sanft, individuell wirksam, nebenwirkungsarm und gesamtgesellschaftlich gesehen kostengünstiger. Die naturheilkundliche Therapie hat zum Ziel, den Organismus und die Selbstheilungskräfte zu stärken, um Störungen zu beseitigen.
Wenn Sie krank sind, bemerken Sie gewöhnlich neben den Hauptbeschwerden viele verschiedene kleinere Symptome. In der herkömmlichen Medizin wird das Erscheinungsbild der Krankheit mit dem Begriff des „Syndroms" umschrieben. Sie konzentriert sich auf die Hauptsymptome, erfasst damit aber nicht notwendigerweise auch die wirkliche Ursache der Beschwerden. Die Behandlung erfolgt in der Regel symptomorientiert beziehungsweise symptomunterdrückend.
Die Komplementärmedizin verwendet dagegen den Begriff des „Krankheitsmusters". Diese Muster überschneiden sich oft mit den Syndromen der klassischen Medizin, manchmal scheinen sie ihnen jedoch auch direkt zu widersprechen. Der Grund für diese Unterschiede oder Widersprüche liegt darin, dass letztere sich in erster Linie auf den physischen Körper und seine Beschwerden konzentriert; dagegen bezieht die Komplementärmedizin auch den Energiezustand des Körpers und die Gefühle des Menschen wie

auch Symptome auf der geistigen und spirituellen Ebene mit ein. Sie gelten als ebenso wichtig wie der Zustand des physischen Körpers. Diese ganzheitliche Sichtweise der Komplementärmedizin ermöglicht es, viele Symptome, die scheinbar völlig zusammenhangslos nebeneinander stehen, zu erklären und zu lindern. Dies gilt besonders für Beschwerden, die als „funktionelle“ Störungen bezeichnet werden. Bei ihnen ist kein erkennbarer organischer Grund für die Beschwerden vorhanden.
Unerlässlich ist eine **genaue Diagnostik** über das gesamtkörperliche Befinden, für die es verschiedene Möglichkeiten gibt.
Mit einer **ausführlichen Anamnese**, wie es z.B. in der Klassischen Homöopathie üblich ist, und durch zahlreiche andere Diagnoseverfahren, die der Komplementärmedizin zur Verfügung stehen, können Schwachstellen oder Störungen erkannt werden.

Verschiedene Heilverfahren

Die **Traditionelle Chinesische Medizin (TCM)** gibt uns ein hervorragendes Beispiel für eine Heilkunst, die eine Trennung zwischen Körper, Geist und Seele des Menschen und seiner Umwelt nie gekannt hat. Über 4000 Jahre genauester Beobachtung der Natur und der Menschen ließen eine wirklich ganzheitliche Medizin entstehen.

In Europa sind vor allem die **Akupunktur** (lat. acus = Nadel, pungere = stechen) und die Moxibustion (Verglühen von getrockneten Beifußblättern über Akupunkturpunkten) bekannt. Nach den Vorstellungen der chinesischen Heilkundigen fließt im Körper die Lebensenergie in Bahnen (Meridianen), die an Punkten auf der Körperoberfläche mit hauchdünnen, sterilen Nadeln behandelt werden kann. Bei einer Erkrankung kommt es zu Stauungen oder zum Versiegen des Energieflusses. Dies kann durch die Behandlung an den Punkten wieder ins Gleichgewicht gebracht werden. Die Behandlung ist bei allen Wechseljahresbeschwerden wirksam.

Shiatsu (Shi = Finger, atsu= Druck) ist eine alte Heilmethode, die ihren Ursprung in der chinesischen Volksmedizin und der Akupunktur hat.
Durch Dehnungen, Daumen- und Ganzhanddruck wird die Lebensenergie in den Energieleitbahnen in Bewegung gebracht und damit ein seelischer und körperlicher Ausgleich angeregt. Shiatsu ist eine sehr angenehme Massageform.

Die **Klassische Homöopathie** spricht mit ihren Arzneien unsere Lebenskraft an, eine in uns tätige, dynamische Kraft, die nicht sichtbar ist, jedoch alle Lebensprozesse durchdringt, selbst unsere Gefühle und mentalen Fähigkeiten. Sie basiert auf dem Prinzip der Ähnlichkeit: Alle Symptome, die eine Gesunde bei häufiger Einnahme einer Arznei bekommt, vermag dieselbe Arznei bei einer Kranken zu heilen. Dies nennt man die Arzneimittelprüfung an der Gesunden. Darüber hinaus werden diese Arzneien, die aus dem Pflanzen-, Mineral-, Metall- und Tierreich stammen, speziell aufbereitet, nämlich potenziert. Hierbei werden über Dynamisierungsprozesse Kräfte in diesen Substanzen frei, die sie in ihrem ursprünglichen, unaufbereiteten Zustand nicht entfaltet hatten und die insbesondere die Fähigkeit haben, neben der körperlichen Ebene auch auf unsere emotionale und geistige Ebene einzuwirken. Diese nur einer speziellen Arznei eigenen Symptome sollten mit den Krankheitssymptomen der Patientin größtmögliche Ähnlichkeit haben, was in einer ausführlichen Befragung über die individuellen Beschwerden der Patientin erkundet wird. Die nun verordnete homöopathische Arznei spricht die Lebenskraft in ihr an und bringt sie wieder in ihre individuelle Schwingung zurück, die Symptome klingen ab und Heilung stellt sich ein.

Die **Pflanzenheilkunde** empfiehlt Präparate als Stärkungs- und Regulationsmittel für einzelne Organe oder den gesamten Organismus. Verwendete Pflanzenteile sind das Kraut, die Blätter, Blüten, Früchte, Samen oder Wurzeln.
Heilpflanzen werden als Tees, Frischpflanzensäfte, Tinkturen (alkoholische Auszüge), Öle oder zum äußeren Gebrauch als Aufgüsse oder Salben verabreicht. Ihre Wirkung ist meistens nicht so prompt und intensiv wie die der schulmedizinischen Präparate, dafür ist bei richtiger Dosierung keine Giftigkeit zu erwarten. Viele leichte Beschwerden können mit Heilpflanzen schonend selbst behandelt werden, aber auch bei ernsthafteren Erkrankungen sind Zubereitungen aus Heilpflanzen wirkungsvoll. Die Behandlung gehört dann in die Hände einer fachkundigen Begleitung. → Heilpflanzen in den Wechseljahren

Beim **Schröpfen** und bei **Schröpfmassagen** werden durch einen Saugeffekt mit einem Schröpfglas auffällige Verspannungen – insbesondere im Schulter-Nackenbereich und unteren Wirbelsäulenbereich – behandelt. Diese Regionen entsprechen in der Reflex-

Heilpflanzen in den Wechseljahren

Pflanzen, als Tee getrunken, sind beständige, wertvolle, grüne Begleiterinnen für den Alltag. Sie unterstützen die Veränderungen von Körper, Geist, Seele.

Frauenmantel (Alchemilla vulgaris)
Diese Rosenpflanze wirkt stark ausgleichend zwischen den Extremen. Sie schützt die Gefäße, tonisiert die Gebärmutter und löst Krämpfe bei starken Blutungen. Mit ihrem „Mantel" gibt sie Schutz und zentrierte Ruhe.

Ringelblume (Calendula officinalis)
Eine „Kalenderblume", die mit ihrem sonnigen Gemüt aufheiternd und tröstend wirkt und neuen Optimismus vermittelt. Wundheilend bei empfindlicher, trockener Haut, bei Herpes, chronischen Pilzinfektionen, bei Venenleiden und Lebererkrankungen.

Schafgarbe (Achillea millefolium)
Sie ist eine warme, weiche, anregende Frauenheilerin, die Bauch und Gefäße gut durchblutet und entkrampft. Stark ausgleichend, bei Stress lässt sie die „eigene Mitte" wahrnehmen.

Himbeerblätter (Rubus idaeus)
Sie sind wichtige Kalziumlieferanten während der Wechseljahre, sie stärken die Knochen, tonisieren das Becken und den Beckenboden. Der Tee duftet nach Rosen und hilft bei starken (unregelmäßigen) Blutungen und Brustspannen.

Salbei (Salvia officinalis)
Das Blau der Blüten kühlt und beruhigt die Kehle und die Stimme, lässt eigene Worte finden. Eine jährliche Kur mit Salbei als Stärkungspflanze für Nieren und Knochen: 4–6 Wochen, 3x1 Tasse/Tag, 5–7 Min. ziehen lassen. Salbei gibt Form und neue Gestalt, hilft bei Schwitzen, Schlaflosigkeit und nervöser Reizbarkeit.

Johanniskraut (Hypericum perforatum)
Als Sommerpflanze wirkt sie besonders im Winter erwärmend und entkrampfend, bringt Licht in die Schatten der Seele, bei Unruhe, Ängsten, Nervosität. Innerlich und äußerlich als Öl, als „sonnige Schmiere der Gelenke", bei Osteoporose (auch Prophylaxe), Rheuma und als Schutzmantel für die Nerven.

Melisse (Melissa officinalis)
Ihr warmes, freundliches Wesen wirkt beruhigend und tröstend auf Herz und Seele bei allen inneren Spannungen, Sorgen, Melancholie, unruhigen Träumen. Melisse stärkt das Gedächtnis und die Klarheit der Gedanken.

Herzgespann (Leonurus cardiaca)
Herzgespann tröstet zusammen mit Weißdorn das Herz und lässt stimmige Nähe oder Distanz erkennen. Sie gibt neuen Rhythmus bei Herzklopfen,

Ängsten, Hitzewallungen und Schilddrüsenüberfunktion.

Brennnessel (Urtica dioica)
Brennnessel gleicht jeden Mineralien- und Energiemangel aus, erneuert die Säfte bei Erschöpfung, Müdigkeit, Haarausfall. Die feurige anregende Qualität der Brennnessel (Eisen) unterstützt die Vitalität, Dinge anzupacken und umzusetzen.

Löwenzahn (Taraxacum officinalis)
Löwenzahn wirkt entschlackend auf Leber und Niere, enthält viel Eisen, sorgt für gleichmäßige Verdauung und starke Knochen (Kalzium, Vitamin D). Bitterstoffe erden und zentrieren, lösen Stauungen im Körper. Löwenzahn fördert die Durchsetzungskraft, den eigenen Weg zu gehen und sich auszudehnen.

Hafer (Avena sativa)
Sonnennahrung für Körper und Seele, versorgt Knochen, Haare, Gewebe mit einer Fülle von Mineralien und Spurenelementen bei Erschöpfung und für die Zellerneuerung. Hafer gleicht aus, milde Süße. Kühlt und beruhigt gespannte Nerven, bei Ängsten und Schlafstörungen.

Wegerich (Plantago major)
Sie erscheint als zähe, ausdauernde Wegepflanze und Wundheilerin. Bei Blasenschwäche, Reizblase, trockener Vagina, nährt, schützt, pflegt sie. Der hohe Gehalt an Zink und Kieselsäure wirkt positiv auf den Stoffwechsel der Drüsen und Gewebe.

Steinklee (Melilotus officinalis)
Als Sommerpflanze vermittelt sie das Bild von Sonnenduft und Leichtigkeit. Bei Melancholie und Nervosität wirkt sie ausgleichend und angstlösend, belebend (Cumarine). Sie stärkt die Gefäße und löst Stauungen bei Venenleiden und Hitzewallungen.

Nachtkerze (Oenothera biennis)
Samen dieser Pflanze liefern wichtige Gamma-Linolensäuren, beeinflussen die Hormone und die Funktion der Schilddrüse günstig. Dosierung: 1 TL pro Tag

Traubensilberkerze (Cimicifuga racemosa) Sie leuchtet weiß im Halbschatten wie eine luftige Silber-Kerze. Sie sorgt für den Ausgleich der Hormone in der Hypophyse, schenkt Seelenbalance bei Stimmungsschwankungen und Hitzen. Cimicifuga erinnert an die eigene Quelle von altem Frauenwissen und bringt in Verbindung.

Dosierung aller Pflanzen:
1 gehäufter TL/Tasse, 10 bis 20 Min. ziehen lassen, 3x täglich 1 Tasse, 4–5 Wochen lang. Nach einer Pause von 1–2 Wochen wiederholen oder eine andere Pflanze bzw. Pflanzenkombination wählen. Es können jeweils drei Pflanzen zu gleichen Teilen gemischt werden. In jeder Teemischung sollte Frauenmantel enthalten sein.

Gisela Sticker, Heilpraktikerin, Mitfrau bei Lachesis e.V.

diagnostik den hormonellen Reflexzonen von Bindegewebe und Muskulatur.

Die **Neuraltherapie** ist die Behandlung von potenziellen Stör- oder auch Irritationsherden im Körper, wie Narben, Verwachsungen, Zahnprozessen und chronischen Entzündungen. Behandelt werden lokalisierte Schmerzpunkte, die oft ein Ausstrahlungsmuster haben, sowie Blockierungen von Gelenken und muskulären Strukturen. Die Neuraltherapie kommt insbesondere dann zur Anwendung, wenn chronische Erkrankungen vorliegen und umfangreiche Vorbehandlungen nicht wirken. Bei Wechseljahresbeschwerden, die allgemein auf medizinische bzw. komplementäre Maßnahmen schlecht ansprechen, kann die Entstörung der Irritationszentren von Nutzen sein. Die Behandlungsmethode erfolgt durch gezielte Injektionen lokaler Betäubungsmittel.

Manuelle Therapie, Osteopathie, Krankengymnastik, Chiropraktik, Feldenkrais, Alexander-Technik oder Cranio-sacrale Therapie sind wirksam bei Blockierungen von Gelenken und Muskeln im kleinen Becken, z.B. bei Blutungsstörungen, Unterbauchschmerzen, Verdauungsbeschwerden oder einer Reizblase. Aber auch alle sonstigen Blockierungen von Gelenken und Muskeln sollten gelöst werden. So lassen sich oft hartnäckige Beschwerden der Wechseljahre durch einfache Techniken beseitigen. Nach Anleitung können Frauen gezielte Übungen selbst anwenden.

Die **Blutegeltherapie** ist eine altbewährte Behandlung mit gezüchteten Egeln bei sogenannten Füllesymptomen wie Hitzewallungen, Herzrasen oder Unruhe. Die Blutegel wirken dabei, an speziellen Punkten angesetzt, ausleitend, beruhigend und harmonisierend. Nach der Anwendung beschreiben Frauen oft, dass ihr Gewebe weicher, leichter und besser durchblutet sei.

Heilfasten ist eine der effektivsten Behandlungen in den Wechseljahren. Insbesondere wirkt es, ergänzend zu den Wasseranwendungen, stark vegetativ ausgleichend und stimmt die Nerven und den Stoffwechsel um. Eine 14-tägige Fastenzeit reicht oft schon aus. Jedoch sollte das Heilfasten unter der Kontrolle erfahrener TherapeutInnen erfolgen. Das Heilfasten bewirkt eine Umstimmung nicht nur im Körper, sondern auch in Geist und Seele. Es ist oft eine Zeit der Besinnung, der inneren Ruhe und Säuberung.

Die geläufigste und einfachste Methode ist das Heilfasten nach Buchinger oder die Mayr-Diät. Auch der Zeitpunkt des Fastens ist wichtig. Am besten fasten lässt es sich im Frühjahr, wenn es nicht mehr so kalt ist, denn der Körper friert eher beim Fasten. Außerdem ist das Frühjahr gleichbedeutend mit Wandel, Aufbruch zu neuen Dingen/Erfahrungen, Hochstimmungen. Es lässt sich besser fasten, wenn die psychische Befindlichkeit stabil ist.

Darüber hinaus gibt es eine Reihe weiterer Therapiemethoden wie **Lymphdrainage, Aromatherapie, Bachblüten, Yoga, Hormon Yoga** und **Luna Yoga, Atemtherapie und Fußreflexzonenmassage.**

Welche dieser Möglichkeiten Sie wählen, müssen Sie entscheiden, je nach Krankheitsbild, Vorlieben und Gegebenheiten.
Vielleicht probieren Sie mehrere Methoden aus, bevor Sie die richtige für sich gefunden haben. Natürlich ist dieser Weg viel aufwendiger und leider auch kostspieliger als der schnelle Griff zur Pille, meist aber langfristig erfolgreicher und verträglicher. Häufig zahlen die gesetzlichen Krankenkassen nicht. Sie können eine Kostenübernahme durch Ihre Krankenkasse beantragen, um zumindest einen Zuschuss zu bekommen, oder eine Zusatzversicherung abschließen.
Leider gibt es auch im Bereich der Naturheilkunde viele schlecht ausgebildete Fachleute. Hören Sie sich deshalb in Ihrem Bekanntenkreis um oder erkundigen Sie sich in Frauengesundheitszentren.

Die Hormonbehandlung

Noch immer gibt es GynäkologInnen, die die Wechseljahre als Hormonmangelerkrankung betrachten, bei der Hormone auf Dauer ersetzt werden sollen. Sie halten die Risiken der Hormontherapie für überbewertet und glauben – entgegen wissenschaftlicher Evidenz – mit einer Dauermedikation unter anderem den Alterungsprozess von Frauen aufhalten zu können.
Die Verringerung der körpereigenen Hormonproduktion stellt jedoch einen biologischen Schutz dar. Die Möglichkeit, schwanger zu werden, wird eingestellt, da eine Schwangerschaft dem Körper einen hohen Energieaufwand abfordert, der ihn ab einem bestimmten Alter zu sehr schwächen würde. Während die Eierstöcke in der Pubertät beginnen, aktiv zu werden, verringern sie diese Aktivität wieder in den Wechseljahren. Die erniedrigte Hormonproduktion ist somit vollkommen normal und nicht die Folge „krankhaft erschöpfter" Eierstöcke.
Deshalb verwenden wir anstelle von Hormon**ersatz**therapie bewusst den Begriff Hormontherapie und Hormonbehandlung.
Frauen machen mit der Einnahme von Hormonen sehr unterschiedliche Erfahrungen, da ihre individuellen körperlichen und seelischen Voraussetzungen wie auch ihre Reaktion auf von außen zugeführte Hormone sehr unterschiedlich sind. Die Hormonbehandlung unterdrückt den Wechsel und mildert oder beseitigt damit Begleiterscheinungen, was in bestimmten Lebenssituationen und bei sehr starken Beschwerden für eine begrenzte Zeit auch von Nutzen sein kann. Ein Großteil der Beschwerden wird zudem stark von der gesundheitlichen Verfassung, psychosozialen und kulturellen Faktoren beeinflusst.
Erwiesenermaßen hilft die Hormonbehandlung gegen Hitzewallungen, Schweißausbrüche und Trockenheit der Vagina. Alle anderen Beschwerden wie Schlaflosigkeit, Vergesslichkeit, Schwindel, Reiz- und Ermüdbarkeit, Kopfschmerzen, Haarausfall und Libidoverlust können sich durch sie bessern, müssen es aber nicht. Es hat sich mittlerweile sogar gezeigt, dass die Hormonbehandlung einige Beschwerden, auf die sie einen positiven Einfluss haben sollte, wie z. B. Herzkreislauferkrankungen, Blasenschwäche, kognitive Fähigkeiten, Gedächtnisleistung und Demenz, verschlechtert.

Die Anwendung der evidenzbasierten Medizin (EBM) sollte heute Standard sein.
Das bedeutet, dass jede PatientIn auf der Grundlage des gegenwärtig besten wissenschaftlichen Nachweises, der Evidenz, behandelt werden soll. Im Falle der Hormontherapie wurde diese Evidenz durch die Women´s Health Initiative (WHI) in den USA und die Million Women Study in Großbritannien erbracht. Aufgrund der Studienergebnisse haben das Bundesinstitut für Arzneimittel und Medizinprodukte, die Arzneimittelkommission der Ärzteschaft und die AOK, genauso wie die Food and Drug Administration (FDA) für die USA, die folgenden Leitlinien herausgegeben:
Hormone sollten nur bei sehr starken Wechseljahresbeschwerden, die die Lebensqualität deutlich beeinträchtigen, nach Ausschluss von Risikofaktoren, so kurz wie möglich (6 Monate bis max. 2 Jahre) und so niedrig dosiert wie nötig genommen werden. Zur Behandlung der vaginalen Trockenheit sind lokale Anwendungen, wie z.B. Cremes, zu bevorzugen. Die Patientin soll in die Entscheidung, ob sie Hormone nimmt oder nicht, mit eingebunden werden.

Inzwischen ist die Anzahl der Hormonverschreibungen seit der Hochzeit im Jahr 1999 um 61% zurückgegangen. In den letzten beiden Jahren stagniert allerdings der Rückgang. Immer noch nehmen zu viele Frauen die Hormone gegen den Wechsel, oft auch auf ärztlichen Rat oder aufgrund fehlender Unterstützung in ihrem Wunsch, sie abzusetzen. Ob eine GynäkologIn Sie ausreichend den Leitlinien entsprechend berät und Sie auch beim Absetzen begleitet, sollte ein Kriterium sein, nach dem Sie diese auswählen.

Ein kurzer Blick auf die Verschreibungspraxis

In den USA begann der Östrogenboom 1965 mit dem Erscheinen des Buches „Feminine Forever" von R. und T. Wilson. Heute ist bekannt, dass sie von der Pharmaindustrie dafür bezahlt wurden. Vor allem aufgrund der darin enthaltenen Anti-Aging-Versprechungen wurden Frauen immer mehr Östrogene verschrieben. Ab den 1970er Jahren geschah dies auch in Deutschland. Nach 10 Jahren Östrogenanwendung stellte sich 1975 heraus, dass das Risiko, an Gebärmutterschleimhautkrebs zu erkranken, um das 5- bis 15-fache angestiegen war.
Die Östrogene verursachten einen übermäßigen Aufbau der Gebärmutterschleimhaut mit häufigerem Entar-

ten der Zellen. Infolge dieser Nebenwirkungen gingen die Östrogenverschreibungen zurück.

Die sich danach etablierende kombinierte Therapie, bei der Östrogene zusammen mit Gestagenen verabreicht werden, senkte zwar das Risiko des Gebärmutterschleimhautkrebses, hat jedoch andere Gesundheitsrisiken, wie sich im Lauf der letzten 25 Jahre herausstellte.

Zusätzlich wurde ein neuer Verschreibungsgrund eingeführt – die Osteoporose-Prophylaxe. Waren zuvor Hormone bei Beschwerden oder aus „Schönheitsgründen“ (Anti-Aging) verschrieben worden, ermöglichte die Einführung dieser neuen Indikation die Ausweitung auf weitere beschwerdefreie Frauen.

Kurz darauf wurden die Hormone nicht nur gegen Osteoporose, sondern auch zur Prävention von Herz-Kreislauferkrankungen, Alzheimer etc. verordnet - ohne wissenschaftlichen Nachweis. Dies führte in den 1980er und 1990er Jahren zu einer Verschreibungspraxis, der sich fast keine Frau einer bestimmten Altersgruppe entziehen konnte.

Fast gleichzeitig mit dieser Entwicklung, ab 1995, verdichteten sich die Hinweise aus internationalen Studien, dass die vermeintlichen positiven Wirkungen der Hormone, in Bezug auf Herzkreislauferkrankungen, überschätzt, hingegen ihre Nebenwirkungen, vor allem das erhöhte Thrombose- und Brustkrebsrisiko, unterschätzt worden waren.

Für Aufregung sorgte im Jahr 2000 die Veröffentlichung des Bremer Instituts für Präventionsforschung und Sozialmedizin und des Wissenschaftlichen Instituts der AOK, die darauf aufmerksam machte, dass die hohen Verschreibungszahlen in Deutschland vor dem Hintergrund der internationalen Datenlage sehr kritisch zu betrachten und für das vermehrte Auftreten von Brust- und Gebärmutterschleimhautkrebs in Deutschland mit verantwortlich seien.

Um die kontroverse Diskussion zu Nutzen und Risiken der Hormonbehandlung endlich mit unbestreitbaren Daten beenden zu können, wurde in den USA in den 1990er Jahren die große Women's Health Initiative-Studie begonnen. Im Sommer 2002 führte der Abbruch des Teils der Studie mit der Östrogen/Gestagenkombination zu einer Wende in der Debatte. Es wurde offensichtlich, dass sehr vielen Frauen über Jahrzehnte ein hochwirksames Medikament verordnet worden war unter der Annahme eines potenziellen Nutzens, der nie vorab durch ernstzunehmende Studien abgesichert worden war. Im Gegenteil überwogen

die Risiken den Nutzen der Hormone bei weitem. In den USA reagierten die Öffentlichkeit und die GynäkologInnen, die Umsätze brachen drastisch ein. Auch in Deutschland gingen die Verschreibungszahlen von 1999 bis heute um 61% zurück, doch noch immer nehmen 1,4 Millionen Frauen Hormone ein, deutlich mehr als in den Nachbarländern.
Parallel mit dem Rückgang der Verschreibungen sind auch die Brustkrebserkrankungen deutlich gesunken. Gerade jüngere Frauen sind kritischer geworden und betrachten hormonfreundliche Behandlungsstrategien von ÄrztInnen zunehmend distanzierter. Die Frauen als Verbraucherinnen und Patientinnen spielen eine sehr wichtige Rolle dabei, eine individuelle, an den geltenden Leitlinien orientierte Behandlung für sich einzufordern.

Wirkstoffe und Darreichungsformen

Auch wenn die Hormontherapie in den Wechseljahren stark an Bedeutung verloren hat, soll hier zur Orientierung auf die heute üblichen Wirkstoffe, Dosierungsmöglichkeiten, Therapiemodelle und Darreichungsformen eingegangen werden.

Wirkstoffe

Östrogene

In unserem Körper spielen drei Östrogene eine wichtige Rolle: **Estron** wird u. a. im Unterhautfettgewebe aus Androgenen gebildet (während unseres ganzen Lebens produzieren die Eierstöcke und die Nebennierenrinde Androgene) und übernimmt in der Zeit nach der Menopause die Funktion der Hauptöstrogenquelle.
Aus Estron bildet der Körper dann **Estradiol**. Estradiol ist das Hormon, welches in der fruchtbaren Phase hauptsächlich von den Eierstöcken gebildet wird. **Estriol** ist ein Abbauprodukt des Estradiols und erheblich schwächer wirksam.

Zur Behandlung stehen folgende Östrogene zur Verfügung:
Bei den **Konjugierten Östrogenen** handelt es sich um neun verschiedene Östrogene (vor allem Estron), die aus dem Harn trächtiger Stuten gewonnen werden. Das bekannteste Präparat ist Presomen®. Bis heute ist nicht untersucht,wie die darin enthaltenen pferdeeigenen Substanzen (Equilin, Equilenin) auf den menschlichen Organismus wirken. Die Pferde, die ihren Urin als Rohstoff liefern, werden unter quälenden Bedingungen gehalten. Seit der WHI-Studie, bei der konjugierte Östro-

gene zum Einsatz kamen, ist die Verschreibungszahl hier in Deutschland deutlich zurückgegangen (Dos.: schwach 0,3mg; Norm 0,6mg; stark 1,25mg). Der Hauptwirkstoff in Tabletten, Pflastern, Gelen und Spritzen ist das **Estradiol** (orale Dosierung: schwach 1mg; Norm 2mg; stark 4mg). Es soll etwas schwächer als die konjugierten Östrogene wirken.
Estriol (Norm 1–2 mg) wird für lokale Anwendungen wie Vaginalcremes und Zäpfchen verwendet. Es hat nur eine geringe Wirkung auf den Gesamtorganismus, deswegen ist bei den lokalen Anwendungen in der Regel kein zusätzliches Gestagen notwendig.

Gestagene

Gestagene sind künstliche Hormone, die eine ähnliche Wirkung haben wie das körpereigene Progesteron. Die Variabilität in der Wirkung und Verträglichkeit der Hormonpräparate entsteht hauptsächlich durch die Kombination von Östrogenen mit den unterschiedlichen Gestagenen.
Es werden zwei Hauptgruppen unterschieden:

Vom Testosteron abgeleitete Gestagene

Norethisteronacetat, Lynestrenol, Levonorgestrel sollen nicht den Blutdruck erhöhen und die Blutfettwerte wenig verändern, belasten jedoch stärker als andere Gestagene die Leber. Sie haben einen hohen Erprobungsgrad und sind in vielen Kombinationspräparaten enthalten.
Cyproteronacetat, Chlormadinonacetat und Dienogest (z.B. in Lafamme®) wirken überwiegend antiandrogen und unterdrücken stärkere Behaarung und Akne. Cyproteronacetat ist in hoher Dosierung wegen karzinogener und lebertoxischer Wirkung in die Kritik geraten. Dienogest soll die Leber weniger stark belasten.

Vom Progesteron abgeleitete Gestagene

Sie erhöhen den Blutdruck, belasten aber die Leber am wenigsten.
Medroxyprogesteronacetat und Dihydroprogesteron sind dem natürlichen Progesteron am ähnlichsten und sollen am mildesten wirken. Viele Frauen haben jedoch bei zu niedriger Dosierung Zwischenblutungen.

Progesteron

Progesteron (Utrogest®) erhöht auch den Blutdruck, da es gefäßverengend wirkt, was bei schwachen Venen (Krampfadern) von Vorteil sein kann. Es soll stimmungsaufhellend und beruhigend wirken, was jedoch nicht immer der Fall ist. Progesteron wird in der Regel gut vertragen und hat offensichtlich ein geringeres Brustkrebsrisiko als alle anderen Sexualhormone.

Fazit

Progesteron ist nach heutigem Wissensstand die verträglichste Gestagenkomponente. Ansonsten sollten Sie Präparate mit Gestagenen bevorzugen, die einen hohen Erprobungsgrad haben. Das Gestagen Drospirenon, z.B. in dem Präparat Angeliq®, das angeblich niedrig dosiert sein soll, enthält eine vierfach höhere Konzentration, als in den USA zugelassen ist. Es ist wenig erprobt und sehr teuer, trotzdem haben seine Verschreibungszahlen in den letzten beiden Jahren stark zugenommen.
Bei der Einnahme sowohl von Östrogenen als auch von Gestagenen/Progesteron kann es zu Wassereinlagerungen im Körper kommen.
Einige Frauen bekommen von Gestagenen Blähungen und depressive Verstimmungen. Progesteron und Gestagene haben insgesamt eine eher negative Wirkung auf die Blutfette (Cholesterin) und den Blutdruck.

Tibolon – ein weiteres Hormon

Liviella® (Tibolon) ist ein teures Hormon, das im Körper androgene, östrogene und gestagene Wirkung entfaltet. Das Brustkrebsrisiko ist zwar geringer als bei Kombinationspräparaten aus Östrogenen und Gestagenen, jedoch höher als bei Östrogenmonopräparaten. Darüber hinaus kommt es öfter zu Gebärmutterschleimhautkrebs und Schlaganfällen. Ansonsten unterscheidet es sich in seinen Nebenwirkungen nicht von anderen Hormonpräparaten. Hitzewallungen lindert es nicht so gut wie Östrogene, und zu Beginn der Menopause sind Abbruchblutungen besonders häufig, was zu unnötigen Eingriffen führen kann. In den USA ist das Präparat nicht zugelassen.

Darreichungsformen

Seit 1993 müssen konjugierte Östrogene und Estradiol mit einem Gestagen kombiniert werden, um einer übermäßigen Wucherung von Gebärmutterschleimhaut bzw. dem Risiko von Gebärmutterschleimhautkrebs entgegenzuwirken. Ausgenommen sind Frauen, deren Gebärmutter entfernt wurde. Sie müssen eine Östrogen-Monotherapie erhalten, da die Kombinationstherapie im Vergleich zur Östrogen-Monotherapie u.a. ein höheres Brustkrebsrisiko hat.
Für die kombinierte Gabe von Östrogen und Gestagen gibt es eine Vielzahl unterschiedlicher Anwendungsformen, von denen einige gebräuchliche vorgestellt werden.

Pflaster

Sie werden z.B. auf die obere Gesäßregion geklebt und bleiben auch beim Baden oder Duschen haften. Ein Vorteil der Pflaster ist, dass Leber, Magen und Darm umgangen werden und eine konstante Freigabe des Wirkstoffs aus einem Depot über die Haut direkt ins Blut erfolgt. Dies ermöglicht eine 40fach geringere Wirkstoffkonzentration, was die Leber entlastet. Außerdem ist bei Östrogenpflastern das Thromboserisiko stark verringert. Sie können jederzeit wieder abgesetzt werden.
Der Wirkstoff befindet sich in einem schmalen Depot (Estraderm TTS®) oder ist gleichmäßig in die Klebefolie eingebettet (z.B. Tradelia®, Menorest®). Estragest TTS® (Kombinationspflaster aus Estradiol und Norethisteron) wurde 2006 am dritthäufigsten verschrieben.
Das Matrix-Kombinationspflaster Fem7 Combi® enthält neben Estradiol das Gestagen Levonorgestrel.
Ansonsten müssen zusätzlich Gestagen- bzw. Progesteron-Tabletten genommen werden. Die Pflaster wirken drei bis vier Tage. Bei den Matrixpflastern Cutanum®, Cerella®, Fem7® muss das Pflaster nur alle sieben Tage gewechselt werden. Der Klebstoff des Pflasters kann zu Hautreizungen führen.

Gele

Neben den Pflastern kommen heute häufig die Gele zur Anwendung. Bei den Gelen Sisare® und Sandrena® wird eine bestimmte, abgepackte Menge auf den Oberschenkel aufgetragen und gelangt über die Haut in den Körper. Das Gynokadin-Dosiergel® in der Tube ermöglicht eine individuellere Dosierung, je nach Östrogenbedarf.
Die Gele lassen sich auch beim Baden nicht abwaschen: Sie sind eine Alternative für diejenigen, die Pflaster nicht vertragen.

Tabletten

Die Wirkstoffe werden über Magen und Darm schnell aufgenommen, was zu einem raschen, maximalen Anstieg der Hormone nach ca. drei bis sechs Stunden im Blutspiegel führt. Dieser wird jedoch auch schnell wieder abgebaut. Das Medikament sollte regelmäßig genommen werden, sonst unterliegt der Körper starken Hormonschwankungen.
Die Einnahme des Medikamentes kann zu Magen-Darm-Beschwerden und zu einer Belastung von Leber und Galle führen, denn alle Wirkstoffe, die aus dem Darm aufgenommen werden, gelangen erst einmal in die Leber.
Nach entsprechendem Umbau werden sie in das Blut abgegeben. Später müs-

sen sie dann wiederum in der Leber abgebaut werden.

Einphasenpräparate enthalten eine fixe Östrogen/Gestagen-Kombination, die ohne Pause genommen wird (z.B. Kliogest®, Activelle®).

Zweiphasenpräparate enthalten eine gleich bleibende Östrogendosis über 21 Tage. Für die letzten 10 bis 12 Tage enthalten die Tabletten zusätzlich noch Gestagen. Dann folgt eine einwöchige Pause, in der es in der Regel zu einer Abbruchblutung kommt (z.B. Cyclo-Menorette®, Presomen comp®, Klimonorm®, Procyclo®).

Da viele Frauen Blutungen nach den Wechseljahren nicht akzeptieren, gibt es weitere neue Mittel auf dem Markt, wie z.B. Presomen comp 28® oder Lafamme®, die ohne Unterbrechung genommen werden.

Heute wird davon ausgegangen, dass sich die verschiedenen Anwendungsformen nicht wesentlich voneinander unterscheiden. Die fixe Kombination (Einphasenpräparate) soll jedoch ein geringeres Gebärmutterschleimhautkrebsrisiko haben, dafür aber ein höheres Brustkrebsrisiko.

Vaginalcremes, Zäpfchen

Bei vaginaler Trockenheit und Wundsein sind laut den Empfehlungen lokale Anwendungen einzusetzen, auch bei einer empfindlicher gewordenen Schleimhaut der Blase (Reizblase).

Die östrogenhaltigen Ovula und Cremes werden in die Vagina eingeführt, letztere können auch außen auf die inneren Lippen aufgetragen werden. Hierbei ist eine das Estriol enthaltende Creme (Ovestin®, Oekolp®) einer estradiolhaltigen (Estreva®) vorzuziehen, da sie den Körper weniger belastet. In der Regel ist hier keine zusätzliche Gestagen/Progesterongabe notwendig.

Depot-Präparate, bei denen Hormone in den Muskel gespritzt werden, kommen heute nur noch selten zur Anwendung. Magen, Darm und Leber werden zwar umgangen, bei Nebenwirkungen dauert es jedoch lange, bis die Wirkung der Spritze nachlässt. Vor geplanten Operationen sind Hormone wegen der Gefahr einer Thrombose abzusetzen. Wenn eine Frau Hormone gespritzt bekommt, kann sie dies bei unvorhergesehenen Operationen nicht rechtzeitig tun.

Fazit

Wählen Sie, wenn möglich, die für Sie am wenigsten belastende Anwendungsform (Pflaster, Gel, Vaginalcreme), wenn erforderlich in Kombination mit Progesteron, und den kürzesten Anwendungszeitraum (6 Monate bis max. 2 Jahre).

Hinweise zur Anwendung von Hormonen

Oft wird der Eindruck erweckt, es sei möglich, die richtige Hormondosis individuell für jede Frau zu bestimmen. Dies ist nicht der Fall. Jede Frau ist einzigartig in Bezug auf ihren Körperbau, ihre Lebensweise, ihre Ernährung und ihre Hormonwerte. Demzufolge haben auch die unterschiedlichen Hormone auf sie eine unterschiedliche Wirkung. Das Hormonsystem ist ungeheuer fein abgestimmt. Die einzelnen Werte sind zwar messbar, aber nicht unbedingt vergleichbar. Was für die eine Frau normal ist, kann für die andere zu hoch oder zu niedrig sein. Zwangsläufig muss eine Medikation nach Versuch und Irrtum verlaufen, so dass Frauen häufig Nebenwirkungen in Kauf nehmen müssen, bis sie ein Mittel gefunden haben, das sie gut vertragen und die gewünschte Wirkung erzielt.

Wichtig:
Im ärztlichen Gespräch sollte genügend Zeit vorhanden sein, anhand Ihrer persönlichen (Kranken-)Geschichte und der Ihrer Familie festzustellen, welchen Nutzen bzw. welches Risiko eine Hormonbehandlung für Sie hat. Klären Sie auch, welche Kontrolluntersuchungen in welchem Abstand durchgeführt werden müssen. Lassen Sie sich keine Hormonbehandlung aufzwingen.

Sie sollten die niedrigste mögliche Dosis, die bei Ihnen wirkt, nehmen. Wenn sich Ihre Beschwerden bessern, versuchen Sie, nach einiger Zeit auf eine niedrigere Dosierung umzusteigen. Bevor Sie Hormone einnehmen, beantworten Sie sich folgende Fragen:
Will ich überhaupt Hormone einnehmen?
Aus welchen Gründen will ich Hormone nehmen?
Habe ich bereits Selbsthilfe-Maßnahmen und eine komplementärmedizinische Behandlung ausprobiert, um die Beschwerden zu lindern?

Wenn Sie sich für eine Hormoneinnahme entschieden haben, sollten Sie sich genauestens den Beipackzettel des Präparats ansehen und überprüfen, ob dort aufgeführte Gegenanzeigen bzw. Anwendungseinschränkungen auf Sie zutreffen, und diese gegebenenfalls mit Ihrer Ärztin besprechen.

Beachten Sie:
Sie sollten die Hormone zur Vorsicht absetzen: Vor einer längeren Flugreise (12–20 Stunden) – vor allem bei Venenschwäche, und vier bis sechs Wochen

vor Operationen.

Sie sollten die Hormone sofort absetzen, wenn sich folgende Nebenwirkungen bei Ihnen einstellen: Plötzliches Auftreten von Migräne/ starken Kopfschmerzen, Sehstörungen, Störungen des Gallenflusses, Schmerzen in den Beinen, die eine tiefe Venenthrombose sein könnten, starke ausgedehnte Venenentzündungen, starker Blutdruckanstieg, Hörsturz, akute Bauchspeicheldrüsenentzündung, Oberbauchtumor und Brustkrebsverdacht.

Risiken der Hormonbehandlung

Leber- und Gallenerkrankungen. Die Hormonbehandlung erhöht das Risiko von Gallenblasenerkrankungen, auch Gallenblasenkrebs, und belastet die Leber.

Thrombosen. Sie sind die häufigste, schwerwiegende, unerwünschte Nebenwirkung der Hormontherapie, insbesondere in den ersten beiden Jahren. Bei der Kombinationstherapie liegt das Risiko höher als bei der Östrogenmonotherapie.

Schlaganfall. Sowohl die Kombinationstherapie als auch die Östrogenmonotherapie erhöhen das Risiko signifikant. Wegen dieses erhöhten Schlaganfallrisikos wurde auch der Östrogenarm der WHI-Studie abgebrochen.

Herzinfarkt. Unter der Östrogen/Gestagentherapie kommt es besonders im ersten Jahr der Einnahme vermehrt zu Herzinfarkten. Frauen mit Herz-Kreislauferkrankungen dürfen Hormone nicht anwenden. → Frauen und Herz

Brustkrebs. Kombinationspräparate und Östrogenmonopräparate erhöhen das Brustkrebsrisiko. Es ist bei Kombinationspräparaten deutlich höher und steigt pro Anwendungsjahr. Hormone erschweren darüber hinaus die Früherkennung und Diagnose mit Hilfe der Mammografie, da unter der Hormonbehandlung das Brustdrüsengewebe verdichtet ist. Aufgrund unklarer Mammografiebefunde kommt es häufiger zu unnötigen Biopsien und einem falschen Brustkrebsverdacht. Ein unter der Hormontherapie entstandener Brustkrebs wird nicht früher entdeckt und hat keine bessere Prognose, wie teilweise noch heute behauptet wird.

Kritische Überlegungen

Die Hormonbehandlung spiegelt dem Körper vor, es gäbe kein Absinken der Hormone. Deshalb treten auch nicht die den Wechseljahren eigenen körperlichen Veränderungen auf. Der Wechsel wird nicht umgangen, sondern

überdeckt. Außerdem haben Hormone ein gewisses Abhängigkeitspotenzial. Setzt eine Frau die Hormone ab, können die Anzeichen der Wechseljahre wieder auftreten, vielleicht sogar verstärkt, weil jetzt der Hormonrückgang viel abrupter als natürlicherweise stattfindet. Um dies zu verhindern, könnten die Hormone ausschleichend abgesetzt werden. Es kann aber auch sein, dass der natürliche Regelkreis unter der aufgesetzten Behandlung „eingeschlafen“ ist und nach dem Absetzen keine Beschwerden auftreten.
Im Zusammenhang mit der Hormonbehandlung wird häufig von natürlichen Hormonen geredet, was nahe legen könnte, eine Hormonbehandlung sei natürlich. Es ist jedoch nicht natürlich für eine Frau, in höherem Lebensalter erhöhte Östrogenspiegel oder künstliche Gestagene (→ Körperliche Veränderungen) im Blut zu haben. Natürlich wäre es, keine Hormone zu nehmen. Diese Einflussnahme durch Hormone kann den Körper in seiner Fähigkeit, ein neues Gleichgewicht zu finden, beeinträchtigen.
Osteoporose und koronare Herzerkrankung, gegen die früher Hormone zur Prophylaxe verschrieben wurden, sind keine Erkrankungen der Menopause, es sind Alters- und wahrscheinlich Lebensstilerkrankungen.
Die Ergebnisse der WHI-Studie (USA), die bis heute noch ausgewertet wird, erfordern ein Umdenken bei der Anwendung der Hormontherapie.
Die Studie an 30.000 Frauen musste abgebrochen werden (Östrogen-Gestagen-Arm 2002, Östrogen-Arm 2004), da die Risiken Herzinfarkt, Schlaganfall, Thrombose, Lungenembolie und Brustkrebs, die sie durch die Einnahme eines Östrogen/Gestagenpräparates eingingen, im Vergleich zu dem Nutzen (weniger Oberschenkelhalsbrüche und Dickdarmkrebs) als ethisch nicht vertretbar eingestuft wurden. In Deutschland standen 2001 vergleichbare Präparate wie Presomen comp® an erster und Climopax® an sechster Stelle der am häufigsten verordneten Hormonpräparate. Und auch in den aktuellen Arzneimittelverordnungsstatistiken hat Presomen comp® diese Stellung beibehalten, obwohl bei den konjugierten Östrogenen allgemein der stärkste Rückgang zu verzeichnen war. Seit dem Rückgang der Verschreibungen sind in den USA die Brustkrebserkrankungen um 8% pro Jahr gesunken. Epidemiologische Studien lassen vermuten, dass 10% bis 25% der Brustkrebserkrankungen auf die Hormontherapie zurückzuführen sind. Für Deutschland würde dies bedeuten, dass mindestens 5000 Frauen pro Jahr weniger erkranken.

Hinweise zum Absetzen der Hormontherapie

Wenn Sie die Hormone absetzen wollen, können Sie diese ausschleichen oder sofort absetzen. Es gibt keinen wissenschaftlichen Nachweis, ob die eine oder andere Methode Vorzüge hat. Wenn Sie Entzugssymptome haben, die sich in erneuten Wechseljahresbeschwerden zeigen, können Sie die Dosierung erst einmal halbieren, dann nach einem Monat noch ein weiteres Mal um die Hälfte reduzieren. Treten doch wieder verstärkt Beschwerden auf, können Sie erst einmal mit einer weiteren Reduzierung der Dosis abwarten oder die Dosis wieder erhöhen, um dann das Ausschleichen zu einem späteren Zeitpunkt etwas langsamer weiter fortzuführen.
Etwa 40% der Frauen, die aufhören, haben vorübergehend Symptome. Diese treten häufig erst nach 3 – 6 Wochen auf und können, wenn Sie schon sehr lange Hormone in hoher Dosierung genommen haben, unter Umständen sechs bis neun Monate andauern. Geben Sie nicht auf! Vielleicht ist es leichter, im Sommer aufzuhören, wenn Sie sowieso schwitzen, oder in den Ferien. Nutzen Sie zur Unterstützung Kneipp'sche Anwendungen, Sport etc. oder wenden Sie sich an die → Komplementärmedizin.

Progesteron und die anderen natürlichen Hormone

Mit seinem Buch: „Natürliches Progesteron, ein bemerkenswertes Hormon" bringt der US-amerikanische Arzt Dr. J. R. Lee 1993 die Diskussion um eine neue Behandlungsmöglichkeit in Gang. Er beschreibt die Funktion von Progesteron im weiblichen Körper und zeigt auf, dass es gegenüber den künstlichen Gestagenen eine weit vorteilhaftere Wirkung hat. Die von ihm beschriebenen Behandlungserfolge in den 15 Jahren sind beachtlich: Wachheit und Energie sowie die Libido nahmen zu. Bei Frauen mit Osteoporose erhöhte sich die Knochendichte. Fibrozystische Mastopathie, leichte Schilddrüsenunterfunktionen und eine Reihe anderer Symptome verbesserten sich. All dies, ohne dass die Therapie Nebenwirkungen zeigte.
Umso mehr verwundert es, dass die Progesteron-Produkte (Gels und Cremes) nicht in einem noch viel größeren Ausmaß in den USA angewendet werden. Auch in Deutschland wird von einigen ÄrztInnen Progesteron verordnet und dies mit zum Teil sehr zufriedenstellenden Ergebnissen, z.B. beim Prämenstruellen Syndrom, bei Blutungsunregelmäßigkeiten und auch Wechseljahresbeschwerden. → Adressen, → Literatur

Unterschieden wird hierbei zwischen dem „natürlichen" Progesteron aus den USA, welches von Lee verwendet wurde, und den Progesteron-Präparaten Utrogest® (feinst zerkleinertes Progesteron zur oralen Anwendung → Hormone) und Progestogel® (ein Progesteron-Gel zur transdermalen Anwendung), die auf dem deutschen Markt erhältlich sind. Das „natürliche" Progesteron soll besser verträglich sein und besser wirken. Wie alle Hormonpräparate müssen Progesteronanwendungen verschrieben werden.
→ Adressen
Allerdings hat sich diese Behandlung nicht wirklich durchgesetzt.
Der Versuch, Wechseljahresbeschwerden, die mit komplementärmedizinischen Maßnahmen nicht zu greifen sind, mit „natürlichem" Progesteron zu behandeln, wäre eine Option. Sie sind eine schwächere Variante der Hormonpräparate und könnten vor diesen eingesetzt werden.

Natürliche Hormone als Rezeptur-Arzneimittel

Natürliche Hormone, zu denen neben dem Progesteron die Östrogene Estriol, Estradiol und Estron sowie DHEA, Melatonin u.a. gehören, erfahren in jüngster Zeit eine neue Form der Vermarktung – als „Anti-Aging- Hormone". Während der Entwicklung jeglicher Hormone hin zur Lifestyle-Droge mit Skepsis begegnet werden muss, ist der Ansatz, verschiedene Rezepturen aus mikronisierten Östrogenen und Progesteron in Olivenöl herzustellen, interessant, weil diese innerlichen und äußerlichen Anwendungen den Vorteil haben, noch individueller dosiert werden zu können. Dies erfüllt in einem höheren Maße die Forderung, die geringste wirksame Dosierung für die Hormonbehandlung zur Verfügung stellen zu können. Zudem sollen die mikronisierten Hormone, z.B. Estradiol, weniger Nebenwirkungen haben als Estradiol in den herkömmlichen Tabletten. Risiken und Langzeitfolgen hinsichtlich der Einnahme von Melatonin, vor allem aber DHEA, sind noch nicht abgeklärt und möglicherweise ebenfalls mit ernsthaften Risiken behaftet.
→ Adressen

Frauen und Herz

Bei Frauen treten Herz-Kreislauferkrankungen zehn Jahre später auf als bei Männern. Vor den Wechseljahren haben Frauen seltener Arteriosklerose, Herzinfarkt oder einen Schlaganfall, wobei in den letzten Jahren das Risiko auch für jüngere Frauen (unter 50 Jahren) deutlich angestiegen ist. Dies wird einer zunehmend ungesünderen Lebensweise von Frauen, insbesondere dem höheren Anteil an Raucherinnen, zugeschrieben. Zwischen dem 65. und 74. Lebensjahr hat jede zweite Frau einen erhöhten Blutdruck, die Hauptursache für einen Herzinfarkt und möglicherweise auch ein Risikofaktor für Osteoporose → Knochengesundheit und Osteoporose.

Der Herzinfarkt ist schon lange nicht mehr nur ein Problem der Männer. Herz-Kreislauferkrankungen sind die häufigste Todesursache bei Frauen, ihr Risiko wird jedoch immer noch unterschätzt. Im Vordergrund stehen die chronischen Erkrankungen der Herzkranzgefäße, die Herzschwäche und der Herzinfarkt. Allein in Deutschland erleiden circa 130 000 Frauen pro Jahr einen Herzinfarkt, davon verläuft mindestens ein Drittel tödlich.

Die Überlebens- und Heilungschancen von Frauen sind geringer als bei Männern. In den ersten Wochen nach einem Herzinfarkt sterben doppelt so viele Frauen wie Männer und auch danach gibt es mehr tödliche Komplikationen. Ein Schlaganfall endet bei Frauen über 75 doppelt so häufig tödlich wie bei Männern.

Zunächst ist dies der verzögerten Behandlung zuzuschreiben. Bei Frauen wird im Akutfall nicht schnell genug reagiert. Die Überlebenschance hängt jedoch davon ab, wie schnell eine Person behandelt wird. Im Durchschnitt dauert es bei Frauen jedoch 73 Minuten länger als bei Männern, bis sie in die Klinik kommen, bei Frauen unter 50 Jahren sind es sogar 1,5 Stunden. Kommen sie erst spät ins Krankenhaus, können bestimmte, nicht selten lebensrettende Maßnahmen wie die Lysetherapie, bei der mit Medikamenten versucht wird, die Blutgerinnsel aufzulösen, nicht mehr ergriffen werden. Im Krankenhaus selbst werden Frauen mit einem Herzinfarkt später als Männer auf die Intensivstation verlegt; obwohl sich die Versorgung von Frauen in den Krankenhäusern, vor allem der Großstädte, deutlich verbessert hat, wird ein Herzinfarkt nicht immer gleich erkannt. Gründe hierfür sind nicht nur die untypischen, oft nicht eindeutigen Symptome für einen Herzinfarkt oder Schlaganfall bei Frauen, sondern auch dass die Ärzte wie auch die Frauen selbst die Anzeichen nicht richtig einschätzen. Um die Situation zu verändern, ist es wichtig, dass nicht nur ÄrztInnen und die Öffentlichkeit, sondern Frauen selber noch stärker sensibilisiert werden. Je mehr Informationen sie diesbezüglich haben, umso eher können sie beizeiten vorsorgen, auf bestimmte Untersuchungen bestehen und im Ernstfall schneller Hilfe in Anspruch nehmen.

Symptome für einen Herzinfarkt

Bereits im Vorfeld werden die Anzeichen einer Erkrankung häufig falsch gedeutet, da Frauen oft nicht die „klassischen", nämlich männlichen Symptome, wie akute und stark auftretende Schmerzen und Enge in der linken Brustseite, eventuell mit Ausstrahlung in Arme, Rücken, Oberbauch oder Zahn und Kieferschmerzen, Angst, Blässe und kalter Schweiß und Bewusstlosigkeit sowie Schwächeanfall, aufweisen.

Viele Frauen haben Beschwerden wie plötzliche Übelkeit, häufig mit Erbrechen, Atemnot, Schmerzen im Oberbauch, Rücken- und Nackenschmerzen sowie Kiefer- und Halsschmerzen und ungewöhnliche Müdigkeit und Schwindel. Statt als Vorboten eines Herzinfarkts werden diese Symptome mit Wechseljahresbeschwerden, Überarbeitung, einem Magengeschwür, Verdauungsstörungen oder einer Lebensmittelvergiftung in Verbindung gebracht. Ferner können sich Angina Pectoris oder Infarkt bei Frauen als Schmerzen im Unterkiefer niederschlagen. Und ein Schlaganfall wird häufig von Brustschmerzen, Kurzatmigkeit oder Bewusstseinsveränderungen begleitet anstelle der „klassischen" halbseitigen Lähmung oder Bewegungsstörung.

Bei **Verdacht auf einen Herzinfarkt**, wenn die oben genannten Symptome plötzlich bei Ihnen auftreten, sollten Sie unverzüglich den Notarzt rufen. Teilen Sie schon am Telefon Ihren Verdacht mit, denn die Erkenntnis, dass Frauen andere Symptome haben, ist noch nicht verbreitet! So haben Sie eine bessere Chance, dass die entsprechenden Maßnahmen eingeleitet und Sie in eine geeignete Klinik gebracht werden. Die Zeitspanne zwischen dem Auftreten des Herzinfarkts und der Einlieferung in ein Krankenhaus bestimmt Ihre Überlebenschancen.

Diagnostik

Herz-Kreislauf-Erkrankungen werden bei Frauen nicht oder erst sehr spät erkannt. Das hängt auch damit zusam-

men, dass gängige Diagnoseverfahren bei ihnen weniger aussagekräftig sind als bei Männern. Zum Beispiel ist eine Herzkatheteruntersuchung bei Frauen oft nicht aufschlussreich, da kleine und diffuse Ablagerungen, die für Frauen gefährlich sind, nicht erkannt werden. Auch ein Belastungs-EKG oder die Koronar-Angiographie ergeben bei Frauen eher keine eindeutigen Befunde. Andere Untersuchungen wiederum, die bei Frauen brauchbarere Ergebnisse liefern, wie die Stress-Echokardiographie, werden von den ÄrztInnen zu wenig veranlasst. Eine im Krankenhaus eingeleitete medikamentöse Versorgung wird bei Frauen häufiger nach der Entlassung von den sie behandelnden ÄrztInnen abgebrochen oder verändert, so dass keine optimale Versorgung gewährleistet ist.
Bei Frauen nach den Wechseljahren tritt häufiger das „Broken Heart Syndrom" auf, auch Tako-Tsubo- oder Stress-Kardiomyopathie genannt. Dies ist eine vorübergehende Einschränkung der Herzfunktion mit infarktähnlichen Symptomen, ohne dass jedoch Ablagerungen in den Herzkranzgefäßen zu erkennen sind. Obwohl das EKG typische Zacken eines Herzinfarktes aufzeigen kann und selbst Herzenzyme erhöht sein können, kommt es nicht zu einem Gewebeuntergang. Erst eine Herzkatheteruntersuchung kann die Tako-Tsubo von einem richtigen Infarkt abgrenzen.

Wichtiges für die Behandlung und danach

Zur Nachbehandlung eines Herzinfarktes sollten Sie mit Ihrer ÄrztIn ein auf Sie zugeschnittenes Trainingsprogramm vereinbaren. Am Anfang können Krankengymnastik und Atemübungen dazu gehören, dann auch ein Herz-Kreislauftraining. Sie haben Anspruch auf eine Rehabilitationsmaßnahme, die Sie **unbedingt bis zum Ende** durchführen sollten!!!
Auch nach der Erkrankung gilt es, diese ernst zu nehmen und entsprechend zu leben. Die geringere Überlebensrate von Frauen hängt vermutlich damit zusammen, dass sie sich weniger schonen, sich zu wenig regenerieren und zu schnell in ihren vorherigen Alltagstrott zurückkehren. Viele machen die Probleme mit sich aus, stellen die eigenen Bedürfnisse hinten an und sind in erster Linie weiterhin für andere da. Dies hat auch mit der Wahrnehmung eines weiblichen Herzinfarktes zu tun: Der Herzinfarkt einer Frau wird eher als Zeichen von Schwäche und Hinfälligkeit wahrgenommen, der eines Mannes als Folge seines engagierten, arbeitsreichen Berufslebens. Frauen nehmen weniger Zeit für sich

in Anspruch und erhalten von ihrem Umfeld weniger Aufmerksamkeit, Unterstützung und Entlastung.

Die Risikofaktoren

Hauptrisikofaktoren, für Frauen wie für Männer, sind in dieser Reihenfolge: 1. Rauchen (gefährdet Frauen um ein Vielfaches mehr), 2. erhöhte Blutfettwerte (Cholesterin), 3. Diabetes, 4. Bluthochdruck, 5. Übergewicht, 6. Bewegungsmangel, 7. Stress und starke berufliche sowie familiäre Belastungen, Arbeitslosigkeit, 8. Konsum von zuviel Alkohol, 9. ungesunde einseitige Ernährung.
Es gibt Hinweise darauf, dass auch Depressionen ein Risikofaktor sind.
Zusätzliche Risikofaktoren für Frauen sind Hormonstörungen, wie sehr unregelmäßige Blutungen und frühes Aufhören der Blutungen, Rauchen bei gleichzeitiger Einnahme der Pille in Kombination mit Übergewicht, unbehandelte latente Schilddrüsenunterfunktionen.

Tipps für ein gesundes Herz

90% der Herzinfarkte werden durch eine ungesunde Lebensweise verursacht.
Senken Sie Ihr Risiko durch folgende Maßnahmen:

• Bewegen Sie sich regelmäßig, z.B. täglich eine halbe Stunde zügig Spazieren gehen, Fahrradfahren, Walken und Gartenarbeit etc. Das senkt das kardiovaskuläre Risiko und die Notwendigkeit einer medikamentösen Therapie.
Nach heutigen Erkenntnissen hat ein regelmäßiges, moderates Training wahrscheinlich ähnliche Effekte auf Sterblichkeit und kardiovaskuläre Erkrankungen wie Statine, Beta-Blocker und ACE-Hemmer. → Bewegung
Nach einem Infarkt können Sie in spezielle Herzsportgruppen gehen.

• Entspannen Sie sich, zum Beispiel durch Yoga, Autogenes Training, Tai Chi oder Meditation.

• Nehmen Sie bei Übergewicht ab (BMI Werte → Ernährung).

• Ernähren Sie sich gesund. Durch weniger tierisches Eiweiß und Fett sowie die vermehrte Aufnahme guter pflanzlicher Fette und Eiweiße wird der Fettstoffwechsel positiv beeinflusst.
Gemüse, Obst, Salate, Vollkornprodukte, gute Öle (Leinöl, Walnussöl, Rapsöl, Olivenöl), Getreide und Nüsse sind hier die Spitzenreiter.
Letztendlich gilt die mediterrane Ernährung mit wenig Fleisch, aber viel unbelastetem Fisch, Tomaten, Knoblauch, Obst und Salat als die beste Kost zur Prävention von Herz-Kreislauf-Erkrankungen – und lecker ist sie obendrein.

• Hören Sie auf zu rauchen.

- Trinken Sie nur wenig Alkohol.
- Lassen Sie Stress in Ihrem Leben nicht die Überhand gewinnen.

Pflanzen fürs Herz

Es gibt eine Reihe von Pflanzen, die begleitend zu einer medikamentösen Therapie, aber auch schon bei leichten Störungen eingesetzt werden können:

- Weißdorn stärkt das Herz, indem er seine Leistungsfähigkeit erhöht, die Blutgefäße erweitert und damit die Durchblutung der Herzkranzgefäße verbessert.
- Gingko verbessert die Fließfähigkeit des Blutes, hemmt die Thromboseneigung, erweitert die Blutgefäße.
- Knoblauch in höheren Dosen (900mg/Tag) schützt die Gefäße, senkt Blutdruck und Cholesterin.
- Artischockenextrakt senkt das Cholesterin.
- Lavendel und Melisse, grüner Hafer beruhigen.

Sprechen Sie mit Ihrem Arzt oder suchen Sie eine HeilpraktikerIn auf.

Check Up 35

Fakt ist, dass viele Frauen nicht über Risikofaktoren, die bei ihnen vorliegen, Bescheid wissen. Bluthochdruck und erhöhte Cholesterinwerte sind oft nicht zu spüren. Auch eine unerkannte, latente Schilddrüsenunterfunktion kann die Ursache für Herz-Kreislauferkrankungen sein → Literatur.

Es ist sinnvoll, diese Werte zu kennen und in einer gewissen Regelmäßigkeit überprüfen zu lassen. Der Check up 35 wird alle zwei Jahre von den Krankenkassen ohne Praxisgebühr übernommen.

Seit dem Abbruch der WHI-Studie ist klar, dass die Hormontherapie insbesondere **nicht** zur Prävention von Herz-Kreis-Kreislauf-Erkrankungen genommen werden darf, denn sie erhöht das Risiko von Thrombosen und Schlaganfällen, und zwar sofort nach Einnahmebeginn. → Hormone

Osteoporose ist schon seit dem Mittelalter bekannt, doch ihr Auftreten soll in den letzten Jahrzehnten in den Industrieländern deutlich zugenommen haben. Da heute die Lebenserwartung und damit auch der Anteil älterer Menschen in der Bevölkerung gestiegen ist, gewinnen Erkrankungen, deren Auswirkungen sich vor allen Dingen erst in einem höheren Lebensalter bemerkbar machen, an Bedeutung. Jahrzehntelang wurden Hormone zur Vorbeugung verschrieben, bis sich herausstellte, dass die gesundheitlichen Risiken den Nutzen bei weitem übertrafen. Heute wird der Schwerpunkt der Prophylaxe auf gleich wirksame Maßnahmen wie gezielte Bewegung und Ernährung gelegt. Eine Osteoporose-Prophylaxe beginnt optimalerweise schon in der Jugend, allerdings entfalten jegliche Maßnahmen zur Stärkung des Knochenstoffwechsels innerhalb von wenigen Monaten ihre Wirkung. Diese sind daher auch bzw. gerade im hohen Alter effektiv.

Was ist Osteoporose?

Osteoporose ist eine multifaktorielle Erkrankung, deren Ursachen nicht restlos geklärt sind. Innerhalb Europas kommt sie häufiger in Schweden vor als in der Türkei. Dies legt nahe, dass neben einer genetischen Veranlagung, falscher Ernährung und Bewegungsmangel auch die Sonneneinstrahlung und damit die Vitamin D-Verwertung im Körper von Bedeutung sind. Osteoporose bedeutet „porös gewordene Knochen". Es handelt sich um eine Erkrankung des gesamten Skeletts, bei der die Knochen in erheblichem Maße (über 25% = T-Wert < -2,5) an Knochenmasse und damit auch Dichte verlieren.

Der Bezugswert nach dieser WHO-Definition ist die mittlere Knochenmasse/dichte 30-jähriger Frauen, die als Standard (T-Wert)genommen wird. Dieser Substanzverlust verändert die Mikroarchitektur des Knochens und führt zu einer erhöhten Bruchanfälligkeit.

Der Knochenstoffwechsel und Osteoporose

Das Knochengerüst besteht aus einem Netz aus eiweiß(kollagen-)haltigem Bindegewebe und Mineralien. Es ist keineswegs starr, sondern ein leben-

diges Gewebe, welches sich, solange wir leben, in einem ständigen Auf- und Abbau befindet. Dieser wird von Knochenaufbauzellen (Osteoblasten) und Knochenabbauzellen (Osteoklasten) bewerkstelligt. Sie bessern Risse aus, reparieren Knochenbrüche und verstärken auf entsprechenden Muskelzug die Knochen. Dabei werden ständig alte, verbrauchte Knochenzellen von den Osteoklasten aufgefressen und eingelagertes Kalzium sowie andere Mineralien ausgeschwemmt.
Die Osteoblasten bilden neue Knochenzellen, in die erneut Kalzium und andere Mineralien eingebaut werden. Dieser Knochenstoffwechsel wird hauptsächlich von drei Hormonen geregelt. Das Parathormon aus den Nebenschilddrüsen veranlasst den Knochenabbau, sein Gegenspieler, das Calcitonin aus der Schilddrüse, wirkt diesem Abbau entgegen. Vitamin D fördert u.a. den Einbau von Kalzium in den Knochen und seine Aufnahme aus dem Darm. Zudem beeinflussen auch andere körpereigene Hormone den Knochenstoffwechsel. Östrogene hemmen den Knochen- und Kollagenabbau.
Sie können in einem geringen Maße Knochensubstanz wieder aufbauen. Testosteron und auch Progesteron haben eine ähnliche Wirkung. Thyroxin und Kortison dagegen fördern einen Knochenabbau.
Die komplizierte Steuerung des Auf- und Abbaus ist auf die vielfältigen Aufgaben der Knochen zurückzuführen. Sie stützen nicht nur unseren Körper und schützen empfindliche Organe, sondern sie sind gleichzeitig ein Kalzium-Speicher. Kalzium ist für viele Körperfunktionen von enormer Bedeutung. Es ist z. B. an der Stabilisierung des Blutsäurewertes beteiligt. Gelangen Säuren im Übermaß ins Blut → Ernährung, wird durch Knochenabbau Kalzium (und andere Mineralien) freigesetzt, um diese zu neutralisieren.

In einem jüngeren Lebensalter werden mehr Zellen auf- als abgebaut und die Knochenmasse nimmt zu. Zwischen dem 20. und 30. Lebensjahr ist die maximale Knochenmasse/Knochendichte (= T-Wert) erreicht. Sie ist bei Frauen in der Regel niedriger als bei Männern. Nach einer bestimmten Zeit der Nivellierung kommt es dann zu einem langsamen, aber stetigen Rückgang (ca. 1% pro Jahr). Die Knochen werden poröser.
Dieser Verlust an Knochenmasse ist keine Krankheit, sondern Teil des normalen Alterungsprozesses und betrifft Frauen ebenso wie Männer. Dies ist u.a. ein Grund dafür, dass alte Menschen, die fallen, sich leichter die Kno-

chen brechen als junge Menschen.
Bei Osteoporose geht diese „Entkalkung“ beschleunigt vor sich und führt zu einem stärkeren Knochenmasseverlust.
Der Verlust macht sich vor allen Dingen an Stellen des Skeletts bemerkbar, an denen die Knochen einer besonderen Belastung ausgesetzt sind. Hier werden sie durch Querverstrebungen verstärkt. Diese sogenannten Trabekel befinden sich u.a. in den Wirbeln, im Unterarm, in Hand- und Fußgelenken und im Oberschenkelhals. Als Folge des Substanzverlustes werden die Trabekel dünner oder verschwinden ganz, es entstehen Löcher. Wirbel können daraufhin unbemerkt zusammenbrechen.
Die Formveränderungen führen oft zu Muskelverspannungen und Nervenreizungen bzw. -schädigungen, die mehr oder weniger starke Beschwerden verursachen.

Postmenopausale Osteoporose

Unmittelbar nach den Wechseljahren kann es zu einem besonders raschen Knochendichteabbau kommen (3% – 5% pro Jahr), der sich nach einigen Jahren wieder verlangsamt.
Der Rückgang der Östrogene ist jedoch nicht der einzige Risikofaktor für die Entwicklung einer Osteoporose. Frauen können auch schon im Alter von 50 Jahren und jünger, also zu einer Zeit, in der ihre Östrogenspiegel noch höher sind, eine verminderte Knochendichte haben. Alle Frauen kommen in die Wechseljahre, aber nur ein kleiner Teil erkrankt.
In Deutschland haben 7% der 55-jährigen und 19% der 80-jährigen Frauen Osteoporose. Dies bedeutet jedoch nicht automatisch, dass sie dadurch eine Beeinträchtigung ihrer Lebensqualität haben oder sich einen Knochenbruch zuziehen. Die jährliche Knochenbruchrate liegt bei Frauen zwischen 50 und 79 Jahren bei 1–1,9%. Bei nur etwa 30% der Brüche liegt eine erniedrigte Knochendichte vor.
In Deutschland sind 83% der über 50-jährigen OsteoporosepatientInnen Frauen. Bei Männern soll die durchschnittlich größere Knochenmasse, eine geringere Sturzhäufigkeit und Lebenserwartung das Risiko mindern, wenngleich auch bei ihnen heute mehr Erkrankungen diagnostiziert werden.

Anzeichen einer Osteoporose

Schmerzen und Beschwerden im Rücken können, besonders wenn sie plötzlich und anhaltend auftreten, durch zusammengebrochene Wirbel verursacht werden. Sie können jedoch auch viele andere Ursachen haben.
Eine Osteoporose macht sich durch ein starkes Abnehmen der Körpergröße (seit dem 25. Lebensjahr mehr als vier Zentimeter), eine typische, symmetrische Verkrümmung der Brustwirbelsäule und das Gefühl, sich nicht mehr tragen zu können, bemerkbar.
Oft wird sie erst bei einem osteoporotischen Bruch erkannt.
Osteoporose ist nicht mit Arthritis oder Arthrose zu verwechseln.

Risikofaktoren für Osteoporose und Frakturen

• Veranlagung (d.h. Mutter, Großmutter oder Tante haben Osteoporose/brüche)
• Untergewicht bzw. schlanker Körperbau. Im höheren Lebensalter ein BMI unter 20
• Osteoporotische Fraktur am Wirbel
• Unbehandelte Überfunktion der Schilddrüse (TSH <0,3), Diabetes I, Krebserkrankungen, Rheumatoide Arthritis, Depressionen etc.
• Medikamente wie Kortison > sechs Monate (über 7,5 mg Prednisolon), Glitazone bei Diabetes II, Antiepileptika oder selten Heparin
• Kalziummangel etc. durch eine Erkrankung des Verdauungstraktes wie Morbus Crohn, Magenentfernung etc.
• Bewegungsmangel
• Fehlernährung (Soft Drinks, Fast Food, zuviel Süßes)
• Übermäßiger Alkoholkonsum
• Starkes Rauchen (mehr als zehn Zigaretten/Tag)
• Geringe Sonnenexposition
• Hormonmangel durch:
Entfernung der Eierstöcke vor dem 40. Lebensjahr oder sehr frühe Wechseljahre bei später Menarche, Ausbleiben der Menstruation länger als ein Jahr, Magersucht, Leistungssport
• Folsäuremangel, erniedrigte Vitamin D-Serumspiegel (< 10mg/ml) und erniedrigte Kalziumzufuhr (< 500mg/Tag)

Viele Risikofaktoren können Sie vermeiden bzw. ausgleichen und so der Entwicklung einer Osteoporose vorbeugen.
Ferner sollte bei Vorliegen der folgenden wichtigen Risikofaktoren eine gezielte Diagnostik bzw. Knochendichtemessung vorgenommen werden:
• Wenn im vergangenen Jahr mehr als zwei Stürze ohne ersichtlichen Grund

erfolgten.

- Wenn Brüche ohne besondere Krafteinwirkung nach dem 45. Lebensjahr erfolgt sind.

Diagnose

Da die Krankheit im Anfangsstadium keine Beschwerden verursacht, ist bei gefährdeten Personen eine Knochendichtemessung sinnvoll. Die Knochenmasse wird über die Knochendichte ermittelt. Beide Begriffe haben für die Diagnose die gleiche Bedeutung. Während eine Röntgenaufnahme erst einen Knochendichteverlust von 30% darstellen kann, ist dieser bei einer Knochendichtemessung schon viel früher zu erkennen. Die **duale Röntgenabsorptiometrie (DEXA) – der heutige „Goldstandard" – und die quantitative Computertomographie (Qct)** sind die derzeit genauesten Messverfahren. Insgesamt ist die Strahlenbelastung der Knochendichtemessungen relativ gering. Sie ist erheblich niedriger als beim Röntgen. Ganz ohne radioaktive Strahlen misst die quantitative Knochenultra(schall)sonometrie. Es gibt inzwischen tragbare Ultraschallgeräte, die auch ambulant eingesetzt werden.

Die Ergebnisse dieser Messungen sind jedoch nur als Indiz zu werten und reichen zum Erstellen der Diagnose „Osteoporose" **nicht** aus. Alle Verfahren müssen fachkundig interpretiert werden. Falls Ihnen nach einer solchen Messung nahegelegt wird, Medikamente zu nehmen, lassen Sie sich sicherheitshalber noch einmal in einem auf Osteoporose spezialisierten Institut beraten. Denn eine ständige Fortbildung an den Geräten und eine ausreichende Erfahrung sind die Voraussetzung dafür, dass es nicht zu Fehldiagnosen, beispielsweise durch eine falsche Lagerung oder aber körperliche Gegebenheiten wie verkalkte Adern, Skoliosen und Verschleiß an den Wirbeln, kommt. Adressen erfahren Sie über die Osteoporose-Selbsthilfe-Gruppen. → Adressen

Die Messungen an verschiedenen Stellen des Körpers liefern oft unterschiedliche Ergebnisse, da an den Wirbelkörpern eine andere Knochendichte als z.B. am Fußgelenk vorliegen kann. Die Knochendichtemessung der Lendenwirbelsäule, der Hüfte und des Oberschenkelhalses gilt als wichtiger Standard für die Osteoporosediagnostik und ist aussagekräftiger als die der Extremitäten.

Von einem einzigen ermittelten Wert kann nicht darauf geschlossen werden, wie sich der Knochendichteabbau verhält bzw. weiterentwickeln wird. Zudem gibt es eine individuelle

Schwankungsbreite. Eine Frau mit zierlichem Körperbau wird grundsätzlich eine geringere Knochendichte haben, die für sie auch normal ist. Deshalb sind zwei Messungen, in der Regel in einem zeitlichen Abstand von ein bis zwei Jahren, notwendig. **Sie sollten an demselben Messort und mit demselben Gerät bzw. Verfahren durchgeführt werden**. Erst diese Verlaufsmessung gibt Aufschluss darüber, ob die Abnahme der Knochendichte krankhaft erhöht ist. Und selbst dann sind Schlussfolgerungen in Bezug auf das Sturzrisiko auf lange Sicht schwierig, da es Zeiten intensiveren Abbaus gibt, z.B. in den Wechseljahren und um das 70. Lebensjahr herum, und Zeiten eines langsamen Abbaus. Kritische ÄrztInnen zweifeln den Nutzen einzelner Knochendichtemessungen, vor allem zur Früherkennung, an. Es ist umstritten, welcher Knochendichteverlust für eine Frau in höherem Lebensalter „normal“ ist. Die Normwerte (T-Wert) bei der Knochendichtemessung, die für die Diagnose Osteoporose herangezogen werden, beziehen sich auf die Knochendichte junger 30-jähriger Erwachsener. Nach diesen Werten haben ab dem siebzigsten Lebensjahr die Hälfte aller Menschen Osteoporose. Um die Notwendigkeit einer Behandlung beurteilen zu können, wird deshalb noch die dem Alter angepasste Knochendichte (Z-Wert) ermittelt.

Außerdem überlappen sich die Messwerte älterer Menschen mit und ohne Frakturen oft stark. Manche Menschen haben Osteoporose und keine Brüche, andere brechen sich Wirbel oder andere Knochen, ohne Osteoporose zu haben. Eine behandlungsbedürftige Osteoporose allein aufgrund der Knochendichte zu diagnostizieren, wird dieser vielschichtigen Stoffwechselerkrankung nicht gerecht und entspricht nicht den Leitlinien. Die Knochendichte ist jedoch ein wichtiger Mosaikstein.

Vor einer Therapie sollte zur individuellen Risiko- und Ursachenermittlung die Familien- und Krankengeschichte genau erfragt werden, eine körperliche Untersuchung, eine Blut- und Harnuntersuchung und, wenn dies erforderlich ist, auch eine Biopsie oder Röntgen-Untersuchung vorgenommen werden. An der Erstellung dieser **Stufendiagnose** können Sie erkennen, ob Sie in den richtigen Händen sind.

Allgemeine Vorbeugung und therapiebegleitende Vorschläge

Hormone sind zur Vorbeugung einer Osteoporose heute nicht mehr indiziert, da die langjährige Anwendung von Hormonen, wie sie zur Prophylaxe notwendig wäre, mit einem unverhältnismäßig großen Gesundheitsrisiko einhergeht. → Hormone

Je nach Art und Anzahl der individuellen Risikofaktoren ist selbst bei einer Knochendichte im unteren Normbereich ein gezieltes körperliches Training, verbunden mit einer entsprechenden, spezifischen Ernährung, ebenso wirksam wie die Hormonbehandlung. Und auch hier gilt: Die positive Wirkung besteht nur, solange Sie die Maßnahmen anwenden, sie haben keine bleibenden Effekte.

Unterstützende Maßnahmen und Alternativen zur Vermeidung von Osteoporose und Stürzen

Das Wichtigste zuerst: Aktive körperliche Betätigung

Jeder Muskelzug am Knochen erzeugt einen Aufbaureiz und regt so den Einbau von Mineralien an. Untersuchungen haben gezeigt, dass in jedem Alter Knochensubstanz durch gezielte Gymnastik und anderes Muskeltraining wieder aufgebaut wird. Das Vorurteil, Sport sei für ältere Menschen mit einem hohen Risiko für Verletzungen verbunden, hat sich längst als falsch erwiesen. Im Gegenteil: Er hilft, die Lebensqualität zu erhalten. Besonders geeignet sind Krafttraining bzw. isometrische Übungen, die zuerst unter Anleitung durchgeführt werden sollten.

Hierbei werden bestimmte Muskeln angespannt oder gedehnt und die Spannung für 40–50 Sekunden gehalten. Danach folgt eine Entspannung.

Entsprechende Übungen sind später ohne viel Aufwand auch zu Hause durchführbar. Übungsprogramme finden Sie in vielen Büchern → Adressen, → Literatur.

Zur Vorbeugung sind ferner aufgrund der Vielseitigkeit der Bewegungen besonders Ballspiele geeignet, aber auch Nordic Walking, Radfahren, Aquanastik, Trampolinspringen, Tai Chi etc.

Um auch regelmäßig Bewegung in Ihren Alltag zu bringen, wippen Sie auf den Zehenspitzen, wann immer es geht, an der Kasse, beim Warten auf den Bus, …

→ Bewegung

Sturzprophylaxe

Die Häufigkeit von Knochenbrüchen im Alter wird oft mit Osteoporose gleichgesetzt. Doch entscheidend für das Knochenbruchrisiko ist nicht die Osteoporose selbst, sondern die Häufigkeit von Stürzen bei alten Menschen.

90% der Oberschenkelhalsbrüche sind die Folge von Stürzen, die durch Unbeweglichkeit sowie Gang- und Standunsicherheit, mangelndes Sehvermögen, bewusstseinstrübende Medikamente und Gleichgewichtsstörungen verursacht werden.

Durch körperliches Training kann die Zahl der Stürze um 30-50% reduziert werden. Sie verbessern damit Ihren Gleichgewichtssinn, Ihre Beweglichkeit, lockern Verspannungen und wirken weiteren Brüchen entgegen.

- Verbannen Sie Stolperquellen, wie Läufer, Telefonkabel aus Ihrer Wohnung. Tauschen Sie unsicheres Schuhwerk, weitärmelige Blusen aus, mit denen Sie an der Türklinke hängenbleiben können. Sorgen Sie für eine gute Beleuchtung (Wohnberatungsstellen in den Bezirken.)
- Nutzen Sie beim Spazierengehen eine Gehhilfe.

Einen guten Schutz vor einem Oberschenkelhalsbruch bieten SAFEHIP oder andere Hüftprotektoren. Sie bestehen aus einer Baumwollhose, in die zwei seitliche, elastische Kunststoffschalen eingearbeitet sind.

Sind Sie fit für den Alltag?

Einbeinstand:
Mit geschlossenen Augen auf einem Fuß stehen – 5 Sekunden halten.

Tandemstand:
Einen Fuß direkt vor den anderen stellen, mehr als 10 Sekunden halten.

Aufstehen:
Fünfmal ohne Hilfe der Arme vom Stuhl aufstehen – innerhalb von 10–15 Sekunden.

Hin und zurück:
Vom Stuhl aufstehen, 3 Meter vor und wieder zurückgehen und wieder hinsetzen – in etwa 10 Sekunden.

Wenn nicht – **Übung macht die Meisterin**, Neuaufbau von Muskeln dauert je nach Alter bei täglich 15 Minuten Training 8 – 15 Tage.
→ Adressen.

Ernährung

Kalzium spielt bei der Vorbeugung und Therapie eine wichtige Rolle. Die empfohlene Menge liegt bei 1.000 bis maximal 1.500 mg pro Tag

→ Ernährung. Über die normale Ernährung ist die Kalziumzufuhr in der Regel gewährleistet. Setzen Sie sich nicht unter Druck, diese Empfehlung einzuhalten, sondern nehmen Sie sie als Richtwert, um grundsätzlich auf eine gute Kalzium-Versorgung über die Ernährung zu achten. Für den Knochenstoffwechsel ist nicht nur Kalzium von Bedeutung. So zeigen Frauen mit Osteoporose auch eine gestörte **Magnesium**-Aufnahme bzw. einen Magnesium-Mangel. Eine 6-monatige Kur mit 500 mg Magnesium-Salz pro Tag kann durch eine Lockerung der Muskulatur zu einer besseren Beweglichkeit und Schmerzlinderung führen. Da Kalzium und Magnesium wahrscheinlich über denselben Transportmechanismus aus dem Darm in den Körper gelangen, wird diskutiert, ob nicht eine zu hohe Dosierung von Kalzium die Aufnahme von Magnesium behindert. Auch aus diesem Grund ist eine ausgewogene Ernährung der Tabletteneinnahme vorzuziehen → Behandlung. Ansonsten sollte die Magnesiumeinnahme morgens, die Kalziumeinnahme abends erfolgen oder umgekehrt. Stress und eine Kortisoneinnahme erhöhen den Magnesiumbedarf, der bei 300 mg pro Tag liegt. Nimmt der Körper zu wenig auf, wird auch dieses aus den Knochen gelöst. → Ernährung

Zink, Kupfer, Bor, Fluor und **Mangan** sind ebenfalls wichtig für den Knochenstoffwechsel. Diese Spurenelemente nehmen wir in der Regel bei einer ausgewogenen, vor allem vegetarischen Ernährung (Nüsse, Vollkornmehl, Getreidekeimlinge, grünes Gemüse) in ausreichender Menge zu uns. Besonders viel Fluor befindet sich außerdem in Ölsardinen, Hering und Makrelen, die auch eine gute Vitamin D-Quelle sind → Ernährung. Bei Osteoporose-PatientInnen wird häufig ein zu niedriger **Vitamin D**-Spiegel festgestellt, was ebenfalls die Ursache für stärkeres Schmerzempfinden und schwächere Muskelkraft sein kann. Der Körper stellt 90% des Vitamin D selber mit Hilfe des Sonnenlichtes her. Dieses ist wertvoller als Tabletten. Gehen Sie an die frische Luft, am besten in die Sonne, mindestens 30 Minuten am Tag. Säuglinge, alte Menschen und Kranke können dieses nicht (mehr) in ausreichendem Maße herstellen und sind unter Umständen auf eine Zufuhr von 500–1000 IE über Tabletten angewiesen.

Neben Vitamin D sind **Vitamin C** und **Vitamin K** sowie **Vitamin E**, **B6** und Folsäure für den Knochenstoffwechsel von Bedeutung. Vitamin C und B6 sind an der Bildung von Kollagen im Knochen beteiligt, und Vitamin K kann durch Unterstützung des Einbaus von Kalzium die Knochenmasse erhöhen. Es findet sich in Brokkoli, Blumenkohl und Grünkohl. Rosenkohl enthält genauso wie Weißkohl zusätzlich einen hohen Anteil an Vitamin C. Folsäure ist reichlich in Blattgemüsen, Salaten, Spargel, Hülsenfrüchten, Nüssen, Obst und Vollkorn enthalten.

Eine mineralstoffreiche Ernährung ist hauptsächlich vegetarisch und enthält deshalb auch viele Phytoöstrogene, die neben **Kieselsäure** in Hirse und Aprikosen ebenfalls dem Knochenaufbau zugute kommen. Der Anteil an Eiweißen (hochwertig in Fisch und Milchprodukten) in der Nahrung sollte nicht höher als 15%–20% sein. Außerdem sollten Sie öfter mal Obst und Gemüsesäfte trinken. Sie enthalten Kalzium in Kombination mit Vitamin C und Fruchtsäuren, was die Kalziumaufnahme um bis zu 40% erhöht. → Ernährung

Weiteres

Folgende Mittel unterstützen zusätzlich den Knochenstoffwechsel:

- Aufbaukalk 1 und 2 von Weleda
- Nehmen Sie die Schüßler Salze Calcium Phosphoricum D12 und Calcium fluoratum D12 zusammen ein, jeweils 3 x 2 Tabletten 6 Wochen lang, machen Sie dann 6 Wochen Pause, wiederholen Sie dies dreimal hintereinander jährlich. Die Salze verbessern die Ausnutzung der Mineralien aus der Nahrung.
- Löwenzahntee (Wurzel und Kraut) regt ebenfalls den Knochenstoffwechsel an. Der Saft ist reich an Mineralien und eignet sich für eine Aufbaukur. Unterstützend wirkt auch Klettenwurzeltee (1 Teelöffel/Tasse, 20 Min ziehen lassen, 3 Tassen/Tag), der einen hohen Kalzium- und Magnesiumgehalt hat und 3 – 6 Monate lang getrunken werden kann. Weitere Kräutertees → Heilpflanzen
- Neukönigsförderer Mineralstofftabletten®
- Homöopathie und Hydrotherapie u.s.w.

Was Sie vermeiden sollten:

- Vermeiden Sie stark phosphathaltige Nahrungsmittel wie Softdrinks, Schmelzkäse, Wurst und

Fertignahrungsmittel.
• Reduzieren Sie nach Möglichkeit Ihren Alkoholkonsum (nicht mehr als 1/8 l Wein/Tag)
• Trinken Sie nicht mehr als vier Tassen Kaffee am Tag.
• Essen Sie weniger Salz, Weißmehlprodukte und Süßigkeiten.
• Setzen Sie sich keinen (radikalen) Schlankheitskuren und Diäten aus. Schwerere Frauen mit mehr als 70 kg sollen ein geringeres Osteoporoserisiko haben, ein BMI unter 20 ab 45 Jahren ist dagegen ein Risikofaktor für Osteoporose.
• Vermeiden Sie Abführmittel, da sie Kalzium aus dem Körper ausschwemmen.

Alle aufgeführten Selbsthilfemöglichkeiten bieten der großen Mehrzahl der Frauen die Möglichkeit, einer Osteoporose vorzubeugen. Denjenigen, die bereits erkrankt sind, geben sie neben den entsprechenden Medikamenten Unterstützung, einen weiteren Knochenabbau zu verhindern.

Behandlung bei verminderter Knochendichte und Osteoporose

Bei einer verminderten Knochendichte werden häufig Kombinationspräparate von Kalzium und Vitamin D verordnet. Die Einnahme sollte unter ärztlicher Kontrolle durchgeführt werden, zu der auch die Ermittlung des ndividuellen Kalzium- und Vitamin-D-Bedarfs gehört. Sie werden sowohl zur Vorbeugung als auch bei einer Osteoporose ohne Knochenbruch und in der sogenannten Basistherapie zusätzlich zu Osteoporosemedikamenten wie den Bisphosphonaten verschrieben.
Neuere Studien weisen darauf hin, dass eine tägliche Kalziumtabletten-Einnahme mit einem höheren Risiko für Herzinfarkt und Schlaganfälle verbunden sein kann.
Frauen mit einem vorbelasteten Herzen sollten ohne Klärung des Bedarfs keine Kalziumtabletten nehmen.
Haben Sie Osteoporose, muss individuell nach einer Nutzen/Risiko-Analyse und nach der Ermittlung der Ursache die für Sie geeignete Therapie gefunden werden. Hier kommt auch eine alleinige Behandlung mit höher dosiertem Vitamin D (meist 800–1000 IE/Tag) in Betracht.

Medikamente

Die **Bisphosphonate** Alendronat (Fosamax®), Risedronat (Actonel®) und Ibandronat (Bonviva®)sind Mittel der ersten Wahl gegen Osteoporose und werden am häufigsten verordnet. Da sie sehr schlecht vom Körper aufgenommen werden und mit Kalzium und anderen Mineralien einen unlöslichen Komplex bilden, müssen die Tabletten nach genauer Anweisung morgens vor dem Frühstück mit Leitungswasser eingenommen werden und danach sollten Sie sich für eine Stunde nicht wieder hinlegen.

Die Mineralien sollten Sie erst am Abend oder am darauf folgenden Tag einnehmen. Biphosphonate sind im Allgemeinen gut verträglich, als Nebenwirkungen können Übelkeit und Entzündungen von Magen und Speiseröhre auftreten. Die umständliche Einnahme beeinflusst sehr die Anwendungstreue und viele Menschen brechen die Therapie ab, was ihr Knochenbruchrisiko erhöht. Heute werden Tabletten zur wöchentlichen und mit Ibandronat zur monatlichen Anwendung bevorzugt. Auch eine Infusion, die alle drei Monate (Ibandronat) verabreicht wird, kommt inzwischen zur Anwendung! Im Zusammenhang mit der jährlichen Infusion von Zolendronat ist es ungewöhnlich häufig zu der schweren Nebenwirkung Herzflimmern gekommen. Biphosphonate hemmen den Knochenumbau und haben eine sehr lange Wirkdauer. Sie sollten nur ein bis zwei (max. vier Jahre) genommen werden. Bei längerer Anwendung könnten sie den normalen Knochenbau behindern und die Stabilität der Knochen mindern.

Auch **Raloxifen** (Evista®), ein Hormon, das als Selektiver Östrogen-Rezeptor-Modulator (SERM) wirkt, wird mit Erfolg z.B. zur Senkung von Wirbelkörperbrüchen eingesetzt. Es senkt ebenfalls die Brustkrebshäufigkeit, erhöht jedoch das Thrombose- und Schlaganfallrisiko.

Forsteo® (Teriparatid) ist ein gentechnologisch hergestelltes Parathormon-Fragment, das stark knochenaufbauend, vor allem im Wirbelbereich, wirkt. Es wird wie Insulin unter die Haut injiziert und soll wegen seiner möglichen Knochenkrebs verursachenden Nebenwirkung nicht länger als 18 Monate und nur Frauen, die eine hohe Gefahr für Wirbelkörperbrüche haben, verordnet werden.

Protelos® (Strontiumralenat) senkt Wirbelfrakturen und fördert die Knochenneubildung.

Das wasserlösliche Granulat wird zwei Stunden vor dem Schlafengehen eingenommen. Als Nebenwirkungen zeigen sich Übelkeit, Kopfschmerzen und eine **signifikant** erhöhte Anzahl von Thrombosen. Wegen selten auftretender zentralnervöser lebensbedrohlicher Risiken fällt die Schaden/Nutzen-Bilanz zurzeit negativ aus.

Calcitonin, (Karil®), **Fluoride** (Mono-Tridin®), **Östrogene und Östrogen/Gestagen-Kombination** sind inzwischen Osteoporose-Medikamente der zweiten Wahl. → Hormone

Schmerztherapie

Vermeiden Sie, wenn es geht, zentral (im Gehirn) wirksame Schmerzmittel wie Valoron® und Tramal®. Sie verursachen Schwindel und erhöhen die Sturzgefahr. Auch die zentral und sehr stark wirkenden Fentanyl- bzw. Morphinpflaster können Schwindel verursachen. Sie belasten aber weniger die Leber. Wenn es ausreicht, wären der Reihe nach Ibuprofen, Naproxen und Diclofenac sowie krampflösende Medikamente zu bevorzugen.
Neben Medikamenten helfen Fango-Packungen oder Eisbeutel, Massagen, Elektrotherapie (TENS), Atemtherapie und Akupunktur. Ziel ist es, die Schmerzen zu verringern und so schnell wie möglich wieder in Bewegung zu kommen. Dann kann auch das Muskeltraining aktiv gegen die Schmerzen eingesetzt werden.

Abschließende kritische Bemerkungen

Die Leitlinien zu Diagnostik und Therapie des Dachverbandes Osteologie und der Arzneimittelkommission der Deutschen Ärzteschaft (Fassung 2009) haben das Ziel, die Versorgung der Osteoporose-PatientInnen nach dem neuesten wissenschaftlichen Stand zu verbessern. Es gibt allerdings noch einiges zu tun. Nur jede/r fünfte PatientIn soll bisher eine adäquate Therapie erhalten. Statt der teureren First Line Medikamente (Bisphosphonate, Raloxifen) erhalten sie oft Schmerzmittel.

Die Aufklärung über die Bisphosphonate ist unzureichend, so dass Frauen sie gar nicht erst nehmen, da sie sich vor den Nebenwirkungen fürchten bzw. die Therapie vorzeitig abbrechen. Die Behandlung erfolgt zu häufig allein aufgrund der Knochendichtemessung und nicht leitliniengerecht nach einer ausführlichen Diagnose, die Anamnese und auch Laboruntersuchungen zur Differentialdiagnostik und Ursachenermittlung mit einbezieht. Die Knochendichtemessungen müssen alle Frauen selbst bezahlen, egal ob bei ihnen ein hohes Risiko vorliegt oder nicht. Nur bei denjenigen, die schon eine manifeste Osteoporose (einen osteoporotischen Bruch) haben, übernimmt die Krankenkasse die Kosten der Messung. Dies kann dazu führen, dass eine Osteoporose zu spät entdeckt wird. Wünschenswert wäre, dass die Kosten für die wichtige Krankengymnastik und andere angeleitete physikalische Therapien, wie Rückentraining, Yoga etc., in einem größeren Umfang als bisher von den Krankenkassen übernommen werden. Diese Therapien stellen ein wichtiges und kostendämpfendes Element der Versorgung von Osteoporose-PatientInnen dar, sowohl zur Vorbeugung als auch zur Verhinderung von weiteren Brüchen.

Ausblick

In dieser Broschüre haben wir Ihnen zahlreiche Informationen und Hintergrundwissen zur Hand gegeben, um Sie in Ihrem Umgang mit den Wechseljahren und in Ihrer Entscheidung, welchen Weg Sie gehen wollen, zu unterstützen und auch in manchen Unsicherheiten zu beruhigen. Zahlreiche Möglichkeiten stehen Ihnen offen, Sie können sich jederzeit neu entscheiden. Es gibt nicht die richtige Antwort oder das richtige Rezept für diese Zeit des Wandels und der Veränderung. Jede Frau erlebt ihre Wechseljahre auf ihre Art und ist ihre eigene Expertin. Letztendlich weiß niemand außer Ihnen selbst, was für Sie das Beste ist. Aufbauend auf Ihren Erfahrungen steht Ihnen die Möglichkeit offen, mit einer hohen Qualität und Intensität zu leben. Auf diese Weise können Sie das immer schnellere Vergehen der Zeit wieder etwas ausgleichen.
Wir hoffen, Ihnen mit dieser Broschüre Mut gemacht zu haben, und wünschen Ihnen in dem Prozess des Älterwerdens viel Lebendigkeit und Gelassenheit. Vergessen Sie nicht: Die Wechseljahre sind kein Schlusspunkt, nach dem es abwärts geht, sondern der Aufbruch in eine neue Lebensphase.

Androgene: Sammelbegriff für die männlichen Sexualhormone, die in kleinen Mengen in den Eierstöcken und in der Nebennierenrinde produziert werden.

Antidepressiva: Medikamente gegen Depressionen

Arthritis: Gelenkentzündung

Arthrose: Degenerative Gelenkerkrankung

DHEA: Dehydroepiandrosteron, ein Hormon der Nebennierenrinde, eine Vorstufe der Androgene

Endometriose: Gebärmutterschleimhautähnliches Gewebe, das sich außerhalb der Gebärmutter befindet, sich im Zyklus auf- und abbaut und starke Schmerzen verursachen kann.

Endometrium: Schleimhaut, die die Gebärmutterhöhle auskleidet

Fibrom: Gutartige Geschwulst aus Bindegewebe

FSH: Follikelstimulierendes Hormon. Wird in der Hypophyse gebildet und spielt eine zentrale Rolle im Menstruationszyklus.

Gestagene: Künstliche Gelbkörperhormone

Hypophyse: Hirnanhangdrüse; dort werden verschiedene Botenstoffe (z. B. Hormone wie FSH oder LH) gebildet bzw. gespeichert.

Hypothalamus: Teil des Zwischenhirns, in dem Steuerungshormone gebildet werden, die die Produktion der Botenstoffe anregen.

IE: Internationale Einheiten, z.B. für die Dosierung von Vitaminen

Kanzerogen: Krebserzeugend

Kollagen: Struktureiweiß von Haut und Knochen

Koronare Herzkrankheit: Sammelbegriff für Krankheiten, bei denen die Herzkranzgefäße verengt sind, wie z.B. Angina Pectoris, Herzinfarkt.

Klimakterisches Syndrom: Hierunter werden alle möglichen Anzeichen und Befindlichkeiten gezählt, die in der Zeit der Wechseljahre auftreten können.

Lipoproteine: Fette werden an Proteine gebunden, damit sie im Blut transportiert werden können, diese Verbindungen nennt man Lipoproteine.

LH: Luteinisierendes Hormon. Wird in der Hypophyse gebildet, bewirkt Follikelreifung und Eisprung.

Mammografie: Spezielle Röntgenaufnahme der Brust zur Krebsfrüherkennung und Diagnostik

Melatonin: Hormon aus der Epiphyse, das den Tag-Nacht-Rhythmus reguliert.

Menopause: (griech.: Ende der Blutung). Zeitpunkt der letzten Menstruation, dem – zurückblickend – ein Jahr lang keine weitere Menstruation folgte.

Myom: Gutartige Geschwulst aus Muskelgewebe in der Gebärmutter

Nebennierenrinde: Teil der Nebenniere, in dem viele Hormone gebildet werden, wie z.B. Cortisol.

Neuroleptika: Psychopharmaka mit dämpfender Wirkung

Neurovegetatives System: Auch vegetatives Nervensystem; steuert die nicht dem Bewusstsein oder Willen unterworfenen Körperfunktionen, wie Atmung, Verdauung, Stoffwechsel, und das Zusammenspiel der einzelnen Funktionen.

Östrogene: Weibliche Sexualhormone

Phytotherapie: Behandlung und Vorbeugung von Krankheiten und Befindlichkeitsstörungen durch Pflanzen, Pflanzenteile und deren Zubereitungen.

Postmenopause: Zeitraum, der dem 12-monatigen Aussetzen der Menstruation folgt bis ca. 10 Jahre danach

Prämenopause: Zeit der unmerklichen und merklichen körperlichen Veränderungen, bis die letzte Menstruation eintritt

Progesteron: Gelbkörperhormon

Psychopharmaka: Medikamente, die eine Wirkung auf psychische Funktionen haben

®: Die so gekennzeichneten Begriffe sind Präparatenamen, das ® steht für eingetragenes Warenzeichen.

TCM: Traditionelle Chinesische Medizin

Toxisch: giftig

Tranquilizer: Beruhigungsmittel

Triglyzeride: Ganz allgemein Fette, hier im speziellen sind die Blutfette gemeint, die bei einer Hormonbehandlung ansteigen können.

Urtinktur: Der erste alkoholische Auszug aus Pflanzen, Tieren oder Mineralien eines homöopathischen Mittels, aus dem die Verdünnungen hergestellt werden.

Empfehlenswerte Literatur

Wechseljahre allgemein

Rina Nissim: Wechseljahre Wechselzeit. Ein naturheilkundliches Handbuch. Orlanda, Berlin 2008

Ingrid Riedel: Wechseljahre. Sich selbst und dem Leben eine neue Richtung geben. Kreuz Verlag, Stuttgart 2005

Sigrid Sator: Frühe Wechseljahre. Was Frauen wissen wollen. Patmos, Düsseldorf 2007

Renate Alf: Wunderbare Wechseljahre. Kleine Humortherapie in Wort und Bild. Lappan Verlag, Oldenburg 2005

Beckenboden

Franziska Liesner: Mein Beckenbodenbuch. Trias Verlag, Stuttgart 2008

Bali Schreiber: Ganzheitliches Beckenbodentraining. 54 Übungskärtchen mit Audio-CD, Dauer 80 Minuten.
Bestelltelefon: 0911/ 529 77 77, Fax 0911/ 81053 14, bali_schreiber@t-online.de

Bewegung und Entspannung

Jörg Blech: Heilen mit Bewegung. Wie Sie Krankheiten besiegen und Ihr Leben verlängern. Fischer, Frankfurt am Main 2009

Ulrich Bartmann: Laufen und Joggen für die Psyche. Ein Weg zur seelischen Ausgeglichenheit. DGVT Verlag, Tübingen 2005

Valerie Bönström/Elmar Trunz-Carlisi: Das Mrs. Sporty-Konzept mit Stefanie Graf. Lebenslust und Energie in 30 Minuten. Rowohlt, Hamburg 2008

Marion Grillparzer und das Medizinische Quartett: Unser Rückenbuch. Gräfe und Unzer, München 2008

Dinah Rodrigues: Hormon-Yoga. Das Standardwerk zur hormonellen Balance in den Wechseljahren. Schirner Verlag, Darmstadt 2005

Adelheid Ohlig: Luna Yoga. Für Gesundheit und Lebenslust. Nymphenburger, München, Sonderproduktion 2007

Eva Maria Haaga: Entspannen durch Autogenes Training. Körperliche und seelische Spannungen dauerhaft lösen - für Einsteiger und Fortgeschrittene (mit CD). Knaur Verlag, München 2007

Dietmar Ohm: Stressfrei durch Progressive Relaxation. Mehr Gelassenheit durch Tiefenmuskelentspannung nach Jacobson (mit CD). Trias Verlag, Stuttgart 2007

Depressionen

Ursula Nuber: Depression – Die verkannte Krankheit. Deutscher Taschenbuch Verlag, München 2006

Thomas Müller-Rörich u. a.: Schattendasein – Das unverstandene Leiden Depression. Springer Verlag, 2007

Susanne Holst, Ulrike Meiser: 55 natürliche Hilfen für die Seele - die besten Mittel bei Niedergeschlagenheit und Antriebslosigkeit. Trias-Verlag, 2005

Rose Riecke-Niklewski, Günter Niklewski: Depressionen überwinden. Niemals aufgeben! Stiftung Warentest, Berlin 2008

Herz-Kreislauf

clio (Hrsg. FFGZ e.V. Berlin), Heft 64/2007, Themenheft „Frauenherzen schlagen anders"

Andrea Flemmer: Das Anti-Herzinfarkt-Ernährungsbuch. Verlag Fel!x AG, Wintrich 2008

Cornelia Fischer-Börold, Siglind Zettl: Herzinfarkt. NDR Visite. Die Gesundheitsbibliothek. Schütersche Verlagsgesellschaft, Hannover 2006

Hörbuch Gesundheit: Bluthochdruck senken ohne Medikamente. Extra: Blutdruck senken durch Entspannung. Trias, Stuttgart 2007

„Jede Minute zählt! Die unterschätzte Gefahr: Frauenkrankheit Herzinfarkt" , informativer Flyer, Hg.: Senatsverwaltung für Wirtschaft, Arbeit und Frauen Berlin in Kooperation mit dem Deutschen Herzzentrum Berlin und dem Arbeitskreis Frauengesundheit in Medizin, Psychotherapie und Gesellschaft e.V. (AKF®), unterstützt durch die Apothekerkammer Berlin, als Download auf unserer Website

Naturheilkunde

Heide Fischer: Frauenheilbuch. Naturheilkunde, medizinisches Wissen und Selbsthilfetipps für eine ganzheitliche Frauensicht. Nymphenburger Verlag, München 2008

Heide Fischer: Frauenheilpflanzen. Wirkungen, Hausmittel und praktische Selbsthilfetipps. Nymphenburger Verlag, München 2006

Anda Dinhopl: Frauenkräuter. Das Handbuch für Frauen. Heilpflanzen, Gewürze, Ernährung u.v.m. Milena Verlag, Wien

Resi Meier: Praktische Kneipp-Anwendungen. Waschungen, Bäder, Dämpfe, Güsse, Wickel, heiße Rolle, Auflagen, Heilkräuter. Oesch Verlag, Zürich 2008

Heinz Schilcher, Susanne Kammerer: Leitfaden Phytotherapie. Urban & Fischer, München 2007

Natürliches Progesteron

John R. Lee: Natürliches Progesteron. Ein bemerkenswertes Hormon. Akse Verlag, 4. Auflage 2007

Anja Rushton, Shirley A. Bond: Natürliches Progesteron. Der alternative Weg bei PMS und Hormonproblemen. Goldmann Verlag, München 2006

Elisabeth Buchner: Wenn Körper und Gefühle Achterbahn spielen. Familienverlag Buchner, 2007

Knochengesundheit und Osteoporose

Reiner Bartl: Kursbuch Osteoporose. Rechtzeitig vorbeugen, erkennen und behandeln: Mit Bewegung und Ernährung die Knochen stärken. Südwest, 2007

Gerhard Leibold: Knochenhart! Osteoporose verhüten, behandeln und regenerieren. Das Selbsthilfebuch. Oesch/Jopp-Verlag, 2006

Dachverband Osteologie e.V.: DVO-Leitlinie Osteoporose 2009: Empfehlungen zur Prävention und Therapie

Petra Regelin: Vital & beweglich ein Leben lang. 70 alltägliche Übungen für sicheren Gang, für mehr Kraft und Schwung, beugt Stürzen vor. TRIAS, 2007

Sven-Davie Müller, Christiane Weißenberger: Ernährungsratgeber Osteoporose. Schlütersche Verlagsanstalt, 2008

Claude Merlin, Oskar Marti: Kochen für Knochen. Feinschmecker-Rezepte gegen Osteoporose. Hans Huber Verlag, Bern 2006

Verschiedenes

Silvia Bovenschen: Älterwerden. S. Fischer, Frankfurt am Main 2006

Elizabeth Davis: Sex in jedem Lebensalter. Ein Wegbegleiter für Frauen. Orlanda Frauenverlag, Berlin 2007

Irmela Erckenbrecht: Das Wechseljahreskochbuch. Gesund essen, gesund bleiben. Pala Verlag, Darmstadt 2005

Kathrin Sebens: Genussvoll durch die Wechseljahre. Beschwerden lindern mit Leinsamen & Co. Urania, Stuttgart 2006

Gudrun Brachhold: Das Myom-Kochbuch. Für eine hormonfreie Ernährung. Diametric-Verlag, Würzburg 2008

Karin Schönig, FGZ München e.V. (Hrsg.): Myome. München 2005

clio – Die Zeitschrift für Frauengesundheit, Herausgeberin FFGZ e.V. Berlin

Themenheft „Älter werden“, clio 60/2005

Beckenboden. In clio 65/2007, „Be-Fundort Unterleib. Neue Entwicklungen – weniger Probleme?“

Blasenentzündung. In clio 65/2007

Bluthochdruck. In clio 66/2008, „Langfristig gebunden? Frauen und chronische Erkrankungen“

Themenheft „Brustgesundheit – neue Entwicklungen“ mit Artikel zum Mammografie-Screening, clio 58/2004, vergriffen, als Download auf der Website, clio 69/November 09, neues Themenheft zu Brustgesundheit

Individuelle Gesundheitsleistungen (IGeL). In clio 67/2008, „Frauen, bitte zur Kasse! Wie Lebensbedingungen die Gesundheit beeinflussen“

Starke Blutungen. In clio 62/2006 „Weibliche Rhythmen“

Vaginalinfektionen. In clio 63/2006, „Das Immunsystem – seine Stärke – seine Schwäche“

Zellveränderungen am Gebärmutterhals (PAP-Abstrich) und Humane Papilloma Viren (HPV). In clio 63/2006

Broschüren

Das Diaphragma – eine sichere Alternative, 2006

Die Portiokappe. Ein altes Verhütungsmittel neu entdeckt, 2007

Die Schilddrüse. Kleines Organ mit großer Wirkung, 2007

Endometriose verstehen – meinen Weg gehen. Eine Informationsbroschüre, 2006

Gebärmutterentfernung. Häufig ein vermeidbarer Eingriff, 2005, vergriffen, als Download auf der Website

AKF® Arbeitskreis Frauengesundheit in Medizin, Psychotherapie u. Gesellschaft e.V. Sigmaringer Str. 1, 10713 Berlin, Tel.: 030/863 933 16, Fax: 030/863 934 73, www.akf-info.de

Internationales Zentrum für Frauengesundheit (IZFG), Alte Vlothoer Str. 47-49, 32105 Bad Salzuflen, Tel. 05222/ 636296, www.izfg.de, Frauenkuren, allgemeine Informationen zu Frauengesundheit

Lachesis e.V., Berufsverband für Heilpraktikerinnen, Geschäftsstelle, Heilpraktikerin Renate Lodtka, Forellensteig 4, 14542 Werder / Havel, Tel. 03327-668480, Fax 03327-668490, www.lachesis.de, Liste von Heilpraktikerinnen

Kneipp Bund e.V., Adolf Scholz Allee 6–8, 86825 Bad Wörishofen, Tel. 08247/ 3 00 2-0, Fax 08247/ 3002-199, www.kneippbund.de

Arbeitsgemeinschaft für Klassische Akupunktur und Traditionelle Chinesische Medizin e.V. AGTCM e.V., Geschäftsstelle Jägersberg 18, 24103 Kiel, Tel. 069/53 05 66 30, Fax 069/53 05 43 61, www.agtcm.de

Deutscher Zentralverein Homöopathischer Ärzte e.V., Am Hofgarten 5, 53113 Bonn, Tel: 0228/639230, Fax 0221/2425331, www.dzv.de

NAKOS, Nationale Kontakt- und Informationsstelle zur Anregung und Unterstützung von Selbsthilfegruppen, Wilmersdorfer Str. 39, 10627 Berlin, Tel. 030 / 31 01 89 60, Fax 030 / 31 01 89 70, www.nakos.de, selbsthilfe@nakos.de

Zieten-Apotheke, Großbeerenstr. 11, 10963 Berlin, Tel. 030/54 71 690, Fax 030/54 71 69 19, www.zietenapotheke.de, internationaler Versand naturheilkundlicher Präparate

Knochengesundheit und Osteoporose

Bundesselbsthilfeverband für Osteoporose e.V., Dachverband für Osteoporose-Selbsthilfegruppen, Kirchfeldstr. 149, 40215 Düsseldorf, Tel. 0211/301 314-0, Fax 0211/301 314-10 www.osteoporose-deutschland.de

Kuratorium Knochengesundheit e.V., Leipziger Str. 6, 74889 Sinsheim, Kummertelefon: 07261/921755, Service-Tel.: 0900 185 45 25, www.osteoporose.org/cms, www.kuratorium-knochengesundheit.de/cms

Frauengesundheitszentren in Deutschland

Bundesverband der Frauengesundheitszentren, Kasseler Str. 1a, 60486 Frankfurt, Tel. 069/36 60 92 17, Fax 36 60 92 18 www.frauengesundheitszentren.de

Feministisches Frauen Gesundheits Zentrum Berlin e.V., Bamberger Str. 51, 10777 Berlin, Tel.: 030/213 95 97, Fax 214 19 27, ffgzberlin@snafu.de, www.ffgz.de

FrauenGesundheitsZentrum, Alsenstr. 27, 44789 Bochum, Tel: 0234/33 38 51 00, Fax: -333 85 101, fgz.ruhrgebiet@gmx.de, www.fgz.bo-alternativ.net

Frauengesundheitszentrum Bremen, Elsflether Str. 29, 28219 Bremen, Tel: 0421/380 97 47, Fax: 38 26 71, fgzbremen@aol.com, www.fgz-bremen.de

Frauen- und Mädchengesundheitszentrum Medea, Prießnitzstr. 55, 01099 Dresden, Tel: 0351/849 56 79, Fax: 804 05 06, medea-dresden@gmx.de, www.medea-dresden.de

Feministisches Frauengesundheitszentrum Frankfurt, Kasseler Str. 1a, 60486 Frankfurt / M., Tel: 069/70 12 18, Fax: 77 71 09, mail@ffgz-frankfurt.de, www.ffgz-frankfurt.de

Frauen- & Mädchen- Gesundheitszentrum Freiburg, Basler Str. 8, 79098 Freiburg, Tel: 0761/202 15 90, Fax: 202 15 91, info@fmgz-freiburg.de, www.fmgz-freiburg.de

FrauenGesundheitsZentrum Göttingen, Groner Str. 32 / 33, 37073 Göttingen, Tel: 0551/48 45 30, Fax: 48 70 60, FGZ@FGZ-Goettingen.de, www.FGZ-Goettingen.de

Frauen- und MädchenGesundheitsZentrum, Region Hannover e.V., Escherstr. 10, 30159 Hannover, Tel: 0511/300 45 46, Fax: 300 45 47, info@fmgz-hannover.de, www.fmgz-hannover.de

Frauengesundheitszentrum Heidelberg, Alte Eppelheimer Str. 38, 69115 Heidelberg, Tel: 06221/213 17, Fax: 16 07 06, info@fgz-heidelberg.de, www. fgz-heidelberg.de

Feministisches Frauengesundheitszentrum Hagazussa, Roonstr. 92, 50674 Köln, Tel: 0221/23 40 47, Fax: 240 36 53, hagazussa@freenet.de, www.frauengesundheitszentrum-koeln.de

Frauenkommunikationszentrum Aranat, Steinrader Weg 1, 23558 Lübeck, Tel: 0451/408 28 50, Fax: 408 28 70, info@aranat.de, www.aranat.de

FrauenGesundheitsZentrum München, Nymphenburger Str. 38, 80335 München, Tel.: 089/129 11 95, Fax: 129 84 18, fgz@fgzmuc.de, www.fgz-muc.de

Frauengesundheitszentrum Nürnberg, Fürther Str. 154, 90429 Nürnberg, Tel./Fax: 0911/32 82 62, fgz@fen-net.de, www.fen-net.de/fgz

Frauengesundheitszentrum Offenburg, Hindenburgstr. 28, 77654 Offenburg, Tel. 0781/91 94 827, fmgz-offenburg@web.de www.fmgz-offenburg.de

Frauengesundheitszentrum Regensburg, Untere Bachgasse 12/ 14, 93047 Regensburg, Tel.: 0941/816 44, Fax: 89 34 73, fgz-regensburg@gmx.de, www.fgz-regensburg.de

Feministisches Frauengesundheitszentrum Stuttgart, Kernerstr. 31, 70182 Stuttgart, Tel./ Fax: 0711/29 63 56, ffgz.stuttgart@gmx.de, www.ffgzstuttgart.de

Frauengesundheitszentrum Sirona, Scharnhorststr. 7, 65195 Wiesbaden, Tel: 0611/30 16 94, Fax: 360 82 58, fgz.sirona@t-online.de, www.fgz-sirona.de

Informationen zum Natürlichen Progesteron

Informationsservice Natürliches Progesteron The Natural Progesteron Information Service – NPIS (England), Tel. 0800/18 19 781 deutschsprachiger Informationsservice www.npis.info; news@npis.info

Hormonselbsthilfe e.V., Elisabeth Buchner in Kleinsendelbach, www.hormonselbsthilfe.de; info@hormonhilfen.de Tel. 091 26/78 35

Dr.phil. Eva Kessler, Heilpraktikerin in Pöcking, www.eva-kessler.de; eva.kessler@t-online.de, Tel. 08157/99 92 14

Natürliches Progesteron ist verschreibungspflichtig und wird in folgenden Apotheken hergestellt:

Roland Apotheke in Berlin, Tel. 030/218 22 76 www.roland-apotheke-berlin.de, info@roland-apotheke-berlin.de

Hildegard Apotheke in Hamburg,
Tel. 040 - 32 42 23, hildegard-vital@email.de; www.hildegard-vital-shop.de

Klösterl-Apotheke in München,
Tel. 089 - 54 34 32 11, www.kloesterl-apotheke.de; apotheke@kloesterl.de

Interessante Websites

Allgemein

www.gesundheitsinformation.de, Infos des Instituts für Qualität und Wirtschaftlichkeit im Gesundheitswesen (Iquwig) zu den Wechseljahren

Depressionen

www.wegweiser-psychopharmaka.de
www.kompetenznetz-depression.de
www.buendnis-depression.de

TherapeutInnensuche unter:

www.Psychotherapie.de und
www.netzwerk-psychotherapie.de

Frühe Wechseljahre

www.pofsupport.org

Herz-Kreislauf

www.herzstiftung.de, Informationen der Deutschen Herzstiftung

www.dgpr.de, Deutsche Gesellschaft für Prävention und Rehabilitation von Herz-Kreislauferkrankungen e.V.

Hormontherapie

www.bfarm.de, gehen Sie zu: FAQ → Pharmakovigilanz, Empfehlungen des Bundesinstituts für Arzneimittel und Medizinprodukte

www.akdae.de → Patienteninformationen → Wechseljahre und Hormontherapie, Empfehlungen der Arzneimittelkommission der Ärzteschaft

www.whi.org, detaillierte Aufstellung der Ergebnisse der Women's Health Initiative/USA (englisch)
www.millionwomenstudy.org, Ergebnisse der Million Women Study in Großbritannien

Hormonelle Regulierung

www.luna-yoga.de, Infos zu Luna Yoga und Liste der Dozentinnen

www.dinahrodrigues.com.br, Infos zu Hormon Yoga

http://www.ggfyoga.de/Hormon%20Yoga.htm, Liste der Dozentinnen

Selbsthilfegruppen

www.nakos.de

Sport und Bewegung

Trainingspläne für EinsteigerInnen und eine Fülle anderer Tipps gibt es unter **www.richtig-fit.de** und **www.richtigfit-ab50.de**. Diese Seiten werden vom Deutschen Olympischen Sportbund betrieben, **www.dosb.de**.

Auf **www.sportprogesundheit.de** kann auch das lokale Sportangebot abgerufen werden. Informationen zu Herzsportgruppen in Deutschland gibt es bei der Deutschen Gesellschaft für Prävention und Rehabilitation von Herz-Kreislauferkrankungen, am einfachsten auf der Website **www.dgpr.de**

www.lauftherapie-vdl.de, das Rezept der Lauftherapie ist einfach: Regelmäßige und ausdauernde Bewegung in individuell dosierter Form und kontrollierter Belastung.

www.wechseljahre-und-sportmachen.de, (speziell für Frauen)

Weitere Websites finden Sie im Webguide auf unserer Homepage www.ffgz.de

Impressum

Feministisches Frauen Gesundheits Zentrum e.V.
Bamberger Str. 51, 10777 Berlin
Tel. 030/213 95 97
Fax: 030/214 19 27,
E-Mail: ffgzberlin@snafu.de
Internet: www.ffgz.de

ISBN: 978-3-930766-13-0

2., überarbeitete Auflage 2009

Redaktion FFGZ e.V. Berlin:
Cornelia Burgert, Christina Sachse

Autorinnen: Christina Sachse, Cornelia Burgert, Petra Bentz, Katarina Schneider, Maya Krock, Monika Fränznick

Gestaltung: Kati Meden (www.goyippi.net)
Titelfoto: Frauenmantel, Foto von Gisela Sticker
Druck: Kleinoffsetdruck Dieter Dressler

Bestellungen: FFGZ Berlin und im Buchhandel

Die in dieser Broschüre beschriebenen Selbsthilfemaßnahmen und Behandlungshinweise sind zur eigenverantwortlichen Anwendung gedacht. Die Autorinnen und Herausgeberinnen übernehmen keine Haftung für Folgen, die sich direkt oder indirekt aus dem Gebrauch der hier vorgestellten Methoden und Anwendungen ergeben. Wenden Sie sich bitte bei Bedarf für die jeweiligen Bereiche an Fachleute. Die Broschüre ersetzt nicht notwendige medizinische Diagnosen und Therapien.